The New Care and Management of
Chronic Heart Failure

慢性心不全の あたらしい ケアと管理

チーム医療 地域連携 在宅管理
終末期ケアの実践

編集 百村伸一・鈴木 誠

南江堂

■編集者

百村　伸一	ももむら しんいち	自治医科大学附属さいたま医療センター センター長 / 循環器科 教授
鈴木　　誠	すずき まこと	亀田総合病院循環器内科 部長

■執筆者（執筆順）

鈴木　　誠	すずき まこと	亀田総合病院循環器内科 部長
清野　精彦	せいの よしひこ	日本医科大学千葉北総病院 院長 / 循環器内科学 教授
飯塚　裕美	いいづか ひろみ	亀田総合病院 ICU師長 / 急性・重症患者看護専門看護師
土岐　真路	とき しんじ	聖マリアンナ医科大学病院薬剤部
宮澤　　靖	みやざわ やすし	近森病院臨床栄養部 部長
齋藤　　洋	さいとう ひろし	亀田総合病院リハビリテーション室 主任
平野　美樹	ひらの みき	亀田総合病院看護部 慢性心不全看護認定看護師
小野沢　滋	おのざわ しげる	北里大学病院トータルサポートセンター センター長
吉田　真希	よしだ まき	ゆみのハートクリニック ソーシャルワーカー
吉川　　勉	よしかわ つとむ	榊原記念病院 副院長
佐々木真弓	ささき まゆみ	亀田訪問看護センター（亀田総合病院）
田嶋ひろみ	たじま ひろみ	亀田訪問看護センター（亀田総合病院）
坂本　勇史	さかもと ゆうし	亀田総合病院 医療ソーシャルワーカー
佐藤　幸人	さとう ゆきひと	兵庫県立尼崎総合医療センター循環器内科 科長
石原　俊一	いしはら しゅんいち	文教大学人間科学部心理学科 教授
大石　醒悟	おおいし しょうご	兵庫県立姫路循環器病センター循環器内科 医長
和田　　浩	わだ ひろし	自治医科大学附属さいたま医療センター循環器科 講師
米津　圭佑	よねづ けいすけ	豊後大野市民病院内科
末永　祐哉	まつえ ゆうや	フローニンゲン大学循環器内科
鍵山　暢之	かぎやま のぶゆき	心臓病センター榊原病院循環器内科 医長
猪又　孝元	いのまた たかゆき	北里大学医学部循環器内科学 講師
池田奈保子	いけだ なほこ	自治医科大学附属さいたま医療センター循環器科
梅本　富士	うめもと とみお	自治医科大学附属さいたま医療センター循環器科
神谷健太郎	かみや けんたろう	北里大学病院リハビリテーション部
井上　完起	いのうえ かんき	榊原記念病院循環器内科 医長
伊部　達郎	いべ たつろう	自治医科大学附属さいたま医療センター循環器科

■イラスト

末永　　亮	まつえ りょう	亀田総合病院整形外科

序　文

　我が国は世界で有数の長寿国であり，健康寿命も年々伸びている．しかしながら一方で，高齢化に伴い様々な疾患が増加しており，そのひとつに心不全があげられる．心不全は単一の疾患というよりは，多様な心疾患が原因となって引き起こされる症候群である．心不全は重症化するといまだに予後が不良な疾患であるばかりでなく，労作時息切れなどの症状が出現し日常生活は制限され，QOLが低下する．また心不全が急性非代償性心不全として発症すると入院を余儀なくされ，集中的な治療を必要とし，QOLはさらに低下し，医療コストも増加する．一度心不全で入院した患者は，退院後比較的短期間で再入院する割合が高く，また退院後は入院前と同じ良好な状態に戻ることが決してない．残念ながら，入退院を繰り返すうちに不幸な転帰をたどるというのが現状である．

　我が国の心不全患者数は現在100万人以上であると推定されるが，その数は高齢化の進行とともに増えており，また心不全による死亡者数も増加していると推計されている．一方，心不全の治療も年々進歩しており，左室収縮能の低下に基づく心不全についてはレニン-アンジオテンシン-アルドステロン系阻害薬やβ遮断薬などの薬物治療が確立され，ICD（植込み型除細動器）やCRT（心臓再同期療法）などの非薬物療法も普及し，予後は着実に改善している．しかしながら，更なる予後の改善や心不全の再入院を減らすという目標達成のためには，このような個々で行われる最新の治療法の提供のみでは甚だ不十分で，優れた心不全疾病管理プログラムに基づいた患者の生活習慣の改善，セルフケアの啓発，心臓リハビリテーション，家庭環境の整備などの多面的な介入が必要である．

　これらの介入によって，心不全患者のアウトカムが大幅に改善することは以前より知られているが，それを我が国の医療現場でどのような形で実践してゆくかについての知識と経験は不足しており，なかなか普及できていなかった．その理由は，様々な職種の医療従事者が関与するチーム医療が必要とされるためである．多職種間でどのように情報を共有し，協力してゆけばよいかについての具体的なノウハウがあれば，心不全診療はさらに前進することが期待される．

　本書はこのようなニーズに応えるべく，この領域において先進的な取り組みを行っている施設のスタッフが結集し，編集・制作された．その内容は実践的かつ具体的であり，心不全のケアと管理に携わる様々な職種の医療従事者にとって大いに参考になるものと考えている．各医療機関において，それぞれの状況に即した心不全管理プログラムを策定するために本書を役立てていただければ幸いである．

2015年9月

編者を代表して

百村伸一

目 次

I 実践編：心不全のあたらしいケアと管理 　1

A. 多職種チーム医療のつくり方と役割 　2
1. チームの構成メンバーをどうするか ── 鈴木　誠　2
2. 各職種の連携の仕方と役割 ── 鈴木　誠　5
3. 症例から学ぶチーム医療の運営 ── 清野　精彦　8

B. 多職種チーム医療によるあたらしいケアと管理 　13
1. 看護師が活躍－再入院を予防，入院日数を減らすための取り組み ── 飯塚　裕美　13
2. 薬剤師の出番－服薬率を上げる方法 ── 土岐　真路　19
3. 栄養士が味方－栄養状態を改善させる栄養管理・指導 ── 宮澤　靖　24
4. 理学療法士に任せろ－リハビリテーションを成功させるコツ ── 齋藤　洋　29
5. みんなで支援－再入院を減らす退院指導 ── 平野　美樹　35

C. 地域ネットワークの構築と運営 　39
1. 地域ネットワークを構築するために必要な情報とは ── 小野沢　滋　39
2. どのように地域ネットワークをつくるか ── 小野沢　滋　42
3. 地域ネットワークの構築・運営例① ── 吉田　真希　45
4. 地域ネットワークの構築・運営例② ── 吉川　勉　49

D. 在宅管理によるケアと管理の実践法 　52
1. 在宅管理における訪問看護の意義とは ── 佐々木真弓　52
2. 在宅管理におけるケアのポイント ── 佐々木真弓　54
3. 訪問看護師が行うケアの実践（必要なアセスメントとは） ── 田嶋ひろみ　57
4. 在宅管理における患者・家族へのケア ── 田嶋ひろみ　59
5. 医療ソーシャルワーカーの役割と在宅管理で知っておきたい保険の知識 ── 坂本　勇史　62
6. 症例から学ぶ在宅管理の実際① ── 田嶋ひろみ　64
7. 症例から学ぶ在宅管理の実際② ── 佐藤　幸人　67

E. 心理的ケアの実践法 ── 石原　俊一　71
1. 心不全に合併する心理的症状とは　71
2. 心理的症状の評価法　74
3. 心理的症状への対応法　77

F. 終末期ケアの実践法 　83
1. 心不全における終末期ケアとは ── 大石　醒悟　83

2. 終末期ケアを行うタイミングと患者・家族への説明 ── 大石 醒悟　86
3. 終末期ケアの実践内容 ── 大石 醒悟　89
4. 症例から学ぶ終末期ケアの実際① ── 大石 醒悟　94
5. 症例から学ぶ終末期ケアの実際② ── 和田 浩・米津 圭佑　97

II　基礎編：押さえておくべき心不全の最新知識　101

A. 心不全の病態の理解 ── 末永 祐哉　102
1. 心不全の疫学　102
2. 心不全の機序・分類　105
3. 心不全の病態生理　107
4. 心不全の症状と問診のポイント　109

B. 心不全の診断と検査法の最新知識　113
1. バイオマーカーの重要性 ── 清野 精彦　113
2. 画像診断 ── 鍵山 暢之　117
3. 右心カテーテル検査 ── 猪又 孝元　122
4. 運動負荷試験 ── 吉川 勉　124
5. その他の検査 ── 吉川 勉　126

C. 心不全治療の最新知識　128
1. 薬物療法 ── 末永 祐哉　128
2. 非薬物療法　134
　　a) ASV ── 池田奈保子　134
　　b) CRT-D ── 梅本 富士　136
　　c) VAD ── 和田 浩　138
3. リハビリテーション ── 神谷健太郎　139
4. 遠隔モニタリングシステム ── 井上 完起　143
5. 栄養療法 ── 佐藤 幸人　146
6. その他の治療法　149
　　a) 心臓移植 ── 和田 浩　149
　　b) 和温療法 ── 伊部 達郎　151

付録　心不全のケアと管理に役立つ資料例 ── 末永 祐哉　153
1. ESC心不全疾患マネジメントプログラム　154
2. ACCF/AHA心不全ステージとNYHA心機能分類　155
3. 薬剤一覧　156
4. ガイドラインの比較表　157

5. うっ血スコア ———— 158
6. 欧州心不全セルフケア行動尺度（日本語版）Ver.2 ———— 159

索 引 ———— 161

> **謹告** 著者ならびに出版社は，本書に記載されている内容について最新かつ正確であるよう最善の努力をしております．しかし，薬の情報および治療法などは医学の進歩や新しい知見により変わる場合があります．薬の使用や治療に際しては，読者ご自身で十分に注意を払われることを要望いたします．
>
> 株式会社　南江堂

第Ⅰ章

実践編
心不全の
あたらしいケアと管理

I. 実践編:心不全のあたらしいケアと管理

A 多職種チーム医療のつくり方と役割

1 チームの構成メンバーをどうするか

　心不全(heart failure:HF)はさまざまな疾患が原因で起こる病態で,予後不良であるため,その治療内容は患者の状態に応じて個別に決定しなければなりません.
　近年,心不全増悪因子の複雑さなどの問題を解決するためには,もはや医師のみでの介入では十分な効果があげられないと考えられており,多くの専門職の治療介入が必要であることから,多職種チーム(multidisciplinary team)によるチーム医療が重視されてきています[1].

a 構成メンバーはどのように決定すべきか

　では,構成メンバーはどのように決定すべきでしょうか.対象とする心不全患者とスタッフのスキルやマンパワーを踏まえて,病院ごとに考察することが重要となります.たとえば,従来の薬物では管理困難で補助人工心臓(ventricular assist device:VAD)装着や移植を要するような超重症心不全患者,重症の急性期心不全患者,心臓植込みデバイスを遠隔モニタリングも活用して管理する患者,入退院を繰り返す高齢心不全患者など,治療対象を具体的にイメージしたうえで,メンバーを選定しチームを立ち上げることが必要です.一方,多職種チーム医療を導入することはチームに参画する医師・看護師・薬剤師らの高いスキルとモチベーションに依存することが多いため,日本循環器学会のガイドラインを含む,各国ガイドラインは多職種チームによる心不全患者に対するケアの提供をClass I,エビデンスレベルAで推奨しているものの[2,3],導入することが困難な場合もあります.

b チーム医療を始めるためのメンバーはどうするべきか

　チーム医療の立ち上げは,その必要性・意義などを病院管理者などに説明し,許可を得たうえで各職種の部門長の同意を得ることが第一歩となります.組織の了解,バックアップがなければチーム医療は始まりません.次に,リーダーシップをとるキーパーソンを選出します.多くの場合,医師か慢性心不全看護認定看護師が努めることとなります.メンバーは,みずからの希望,リーダーや部門長の推薦により選出されます.職種は各病院に適した形を選択します.
　亀田総合病院では,医師がリーダーとなり,2012年4月にチーム医療推進プロジェクトを発足,チームの構成メンバーを選出しました.その基準は,心不全患者の再入院の原因となる因子(表1)や自己管理の支援を考慮し[4,5],医師,看護師(慢性心不全看護認定看護師,訪問看護師),薬剤師,臨床検査技師,臨床工学技士,理学療法士(心臓リハビリテーション指導士),管理栄養士,臨床心理士,医療ソーシャルワーカー,ケアマネジャーの10の職種としました.

表1 再入院を誘発する因子
1. 投薬, 治療内容に対するアドヒアランス低下
2. 急性心筋虚血
3. 血圧コントロール不良
4. 心房細動などの不整脈
5. 陰性変力作用薬の投与・増量
6. 肺塞栓
7. 非ステロイド抗炎症薬
8. 貧血・内分泌異常(糖尿病, 甲状腺疾患など)
9. 感染症
10. 身体的・肉体的ストレス

(McMurray JJ et al:Eur Heart J 33:1787, 2012より改変)

表2 亀田総合病院チーム医療プロジェクト
1. 心不全カンファレンス開催に向け, 月1回勉強会を開く
2. 心臓病手帳(ハートノート), 日誌の作成(15頁参照)
3. 心不全管理パスの作成
4. 心不全患者の在宅フォローアップの仕組み

　プロジェクトでは, 4つの課題を作り, 1年間のワーキンググループを通じて, チーム医療, 特に心不全カンファレンス開始の準備を行いました(**表2**).

　ここまで, 亀田総合病院のチームメンバーの選定から活動開始までの流れを解説しました. これは, いうまでもなく亀田総合病院での取り組みであり, 各病院で最も実現可能なチーム医療を考察し, 導入することを期待します.

文 献

1) McDonagh TA et al:European Society of Cardiology Heart Failure Association Standards for delivering heart failure care. Eur J Heart Fail **13**:235-241, 2011
2) Lainscak M et al:Self-care managementof heart failure;practical recommendations from the Patient Care Committee of the Heart Failure Association of the European Society of Cardiology. Eur J Heart Fail **13**:115-126, 2011
3) McMurray JJ et al:ESC Guidelines for the diagnosis and treatment of acute and chronic heart failure 2012;The Task Force for the Diagnosis and Treatment of Acute and Chronic Heart Failure 2012 of the European Society of Cardiology. Developed in collaboration with the Heart Failure Association(HFA)of the ESC. Eur Heart J **33**:1787-1847, 2012
4) Jessup M et al:2009 focused update;ACCF/AHA Guidelines for the Diagnosis and Management of Heart Failure in Adults;a report of the American College of Cardiology Foundation/American Heart Association Task Force on Practice Guidelines;developed in collaboration with the International Society for Heart and Lung Transplantation. Circulation **119**:1977-2016, 2009
5) Riegel B et al:State of the science;promoting self-care in persons with heart failure;a scientific statement from the American Heart Association. Circulation **120**:1141-1163, 2009

COLUMN
心不全カンファレンス

1．亀田総合病院のチーム医療に基づいた心不全カンファレンス立ち上げの準備

2012年6月から月1回の勉強会を開催：毎回，日本語・英語問わず論文検索を行い，チーム医療アプローチがどう実施されたか，その効果，各職種のスペシャリティーがどう貢献ができるかを考え，メンバーで繰り返し討議を行った．2012年8月〜2013年2月まで計7回行い，最終回である2013年3月は模擬患者を用い，多職種での模擬心不全カンファレンスを行った．

2．心不全カンファレンスの実際

2013年4月から亀田総合病院で作成したハートノートと記録日誌（15頁参照）を用いた入院患者指導を開始した．週1回月曜日の14時からすべての職種がカンファレンスルームに集まり，カンファレンス前日の時点で心不全のために入院した全患者のレビューを行う．事前に各自対象患者のカルテレビューを行い，必要ならば訪室して各職種の視点から何ができるかを電子カルテのレポート内の「心不全（HF）チーム回診」の該当箇所に検討内容を記載した（図1）．入院担当医は「HFチーム回診レポート」を治療方針決定の参考とし，患者の状況により退院後の在宅看護導入も検討している．

- ● サマリー
  - 収縮不全or収縮能保持：収縮不全
  - EF：21％
  - 現在のNYHA：Ⅳ度
  - 虚血or非虚血：非虚血
  - 心不全入院歴（年月日）：10回目の入院，最終入院2013/6〜
  - デバイス：CRT-D DDD60/130 2010年
  - DCM/CHFにて当院循環器内科かかりつけ
  - 独居：両親・妻・子供と同居
  - 飲酒歴：無
  - 喫煙歴：20〜60本/日×15年，7年前から禁煙
  - かかりつけ医：当院
  - 身長：175 cm
  - 体重：132 kg
  - 腹囲：未
  - 腰囲：未
  - 認知機能：クリア
  - [合併症]
  - 高血圧：無
  - 脂質異常症：無
  - 糖尿病：HbA1c＝6.4％
  - 慢性腎臓病：Stage 4，Cr＝2.50，eGFR＝24.35
  - 心房細動：無
  - 貧血：無，Hb＝15.2
  - COPD：無
  - 喫煙：現在は無
  - 睡眠時無呼吸：有
  - うつ病：有
  - 不眠：有
- ● 薬物療法
  - [推奨される薬剤]
  - ACE阻害薬/ARB：ペリンドプリル2 mg
  - β遮断薬：カルベジロール10 mg分2
  - MRA：（−）
  - スピロノラクトン：50 mg
  - スタチン：（−）LDL：96
  - 抗凝固薬：ワルファリン心室内血栓の既往
  - [避けたほうがよい薬の服用（HFrEF）]
  - チアゾリジン系：（−）
  - NSAIDs：（−）
  - ACE阻害薬＋ARB＋MRA併用：（−）
  - eGFR＜30，K＞5.0への抗アルドステロン薬：（＋）
  - 入院時より腎機能悪化あり
  - Ⅰ群抗不整脈薬＋ソタロール：（−）
  - mostCCB：（−）
- ● リハビリテーション：処方なし
- ● 食事療法推奨
- ● デバイス治療適応：CRT-D植込み後
- ● 精神的サポート：未評価
  - PHQ-2
  - PHQ-9
- ● ソーシャルサポート：必要であれば検討
- ● ワクチン推奨
  - インフルエンザワクチン：未
  - 肺炎球菌ワクチン：未
- ● まとめ
  - 抗アルドステロン薬の中止検討
  - PT処方
  - 心理面の評価

図1 心不全チームカルテ回診例

2 各職種の連携の仕方と役割

　チーム医療に関わる専門職は多種多様であり，カンファレンスによる情報共有が重要となります．カンファレンスでは，患者情報（疾患，病状など：亀田総合病院では心不全チーム回診レポートを使用）を共有し，正確な病状把握，治療，リハビリテーション，情報提供などの介入方法や時期を検討します．これからのわが国の医療を考えるうえで，医師とともにスタッフの専門性と能力を最大限発揮できる「職場環境としてのチーム医療システム」をつくることは，きわめて重要です[1]．表1に各職種の連携ポイント・チーム運営の工夫を示します．

a 多職種間のコミュニケーションをいかにとるか

　リーダーとなる医師や慢性心不全看護認定看護師が，他のスタッフに発言しやすく，相互理解を広げて討論しやすく，短時間で実りのあるカンファレンスを開催するための環境，雰囲気づくりをすることが重要です（☞POINT参照）．

b メンバーのモチベーション維持には目標設定が重要（短期目標・長期目標）

　心不全に対してチーム医療の導入を試みたグループを検証したところ，導入に成功したチームに共通していたのは，①強いリーダーシップを発揮する循環器内科医の存在，②周囲からのサポート，③チームの目標・ゴールのチームメンバー間での共有，④自分たちの活動をデータとして客観的に評価し適宜改善していくことでした[2]．

　長期目標例：心不全症状がコントロールされる，再入院をしないなどを設定します．

　短期目標例：チーム医療導入前後の心不全患者の治療状況，予後などを継時的に調査し，アウトカムをチーム内で検証・分析します．その結果は他施設に対しても貴重な情報になるため，日本循環器学会，日本心不全学会などで積極的に報告することを設定します．

　将来の医療を考えるうえで，チーム医療はきわめて重要であるという認識は浸透しつつ

表1　各職種の連携ポイントとチーム運営の工夫

1. カンファレンスを開催し，患者情報を共有する
2. 各職種の専門性を重視する
3. 役割分担を明確にする
4. 自主的な参加を促す
5. 全体決定に対し，同意を得る

POINT
共通言語でのコミュニケーション

　非共通言語（その部署や病院でしか通じない略語や隠語）が用いられることがある．情報共有化には，すべての参加者がわかりやすく話すことで，カンファレンスを通じてスタッフの相互理解が深まり，質の高いチーム医療が構築できる．

I. 実践編：心不全のあたらしいケアと管理

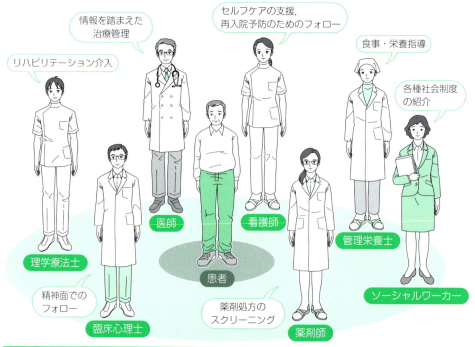

図1　亀田総合病院でのチーム医療イメージ

ありますが，その普及は十分ではありません．チーム医療導入に躊躇する向きもありますが，まず始めることが肝心です．今からでも遅くありません．チーム医療について，スタッフと話し合ってみましょう．

C 亀田総合病院のチーム医療における各職種の役割（図1）

1 医師

　　チームからの情報を踏まえ，適切な治療を提供できるように管理します．チーム内では，主導的立場ではなく，専門職の一員として行動します．リーダーとなった場合は，多職種チームでの調整役として，特に心不全カンファレンス全体を大きな視点で，医療チームの参加者がうまく活動できるように導く役割を担います．

2 看護師

　　日常生活情報の収集，うつスクリーニング，心臓病手帳（ハートノート）（15頁，図3参照），記録日誌（15頁，図4参照），チェックリストに基づいた指導と理解度チェックを行います．心不全に関する一般的な知識・教育の提供に加え，必要な療養行動を生活に織り込み，実践する方法を含めたセルフケアの支援を行うことで，患者の早期受診行動につなげます．移行ケアとして退院1週間後の電話でのフォローアップなど，再入院を予防することなどを行います．多職種チームでの調整役としての役割も担います．

3 薬剤師

　　心不全患者における薬物療法，特に収縮不全においては，β遮断薬，アンジオテンシン変換酵素（ACE）阻害薬，アンジオテンシンⅡ受容体拮抗薬（ARB）を含む薬物療法による予後改善効果などのエビデンスが確立され，「慢性心不全治療ガイドライン」でも紹介され

ています[3]．退院時チェックリスト（詳細は20頁参照）を使用してエビデンスに基づく薬剤の医師への推奨，有害と思われる薬剤処方のスクリーニングなどを行います．

4 管理栄養士

心不全患者の食事指導は，まだまだエビデンスが不十分な点があるものの塩分摂取，飲水量など，介入できる点は少なくありません．亀田総合病院での心不全患者は高齢者の割合が高く，高齢心不全患者の低栄養が予後不良因子として認識されています．栄養士は，心不全患者一人ひとりに適した栄養指導を行うことで，心不全による再入院を予防する取り組みを行います．

5 理学療法士

心不全患者の運動療法は，予後改善からの面からもその必要性は明らかですが，理学療法士は心不全患者へのリハビリテーション介入を行うため，心肺運動負荷試験（cardiopulmonary exercise test：CPX）の結果を用いた適切な運動強度評価を可能な限り実施し，できない場合は他の方法で評価のうえ，退院時の日常運動指導，外来リハビリテーション継続により心不全患者の予後改善に寄与します．

6 臨床心理士

心不全患者のうつ病発症は一般人口に比べ高率といわれ，うつ病を発症した患者は，予後不良といわれています．臨床心理士はうつスクリーニングにて，問題を指摘された患者の精神面でのフォローを行います．必要に応じて精神科コンサルテーション・リエゾン・チームへの橋わたしを行います．

7 ソーシャルワーカー

独居もしくは"老老介護"状態の高齢心不全患者や重症心不全患者は再入院率の高いことが知られています．ソーシャルワーカーはそのような患者・家族に対し，積極的な面談を通じて，患者に適した利用可能な社会制度（介護施設，在宅訪問看護，ヘルパーなど）を紹介・援助・導入を勧めることで心不全患者の再入院予防に寄与します．

文献

1) 鈴木 誠（編）：チームで取り組む心臓デバイス植込み患者のケアとマネジメント―遠隔モニタリングの活用から一般管理まで，南江堂，東京，pp2-25，2012
2) Peterson ED el al：Implementing critical pathways and a multidisciplinary team approach to cardiovascular disease management. Am J Cardiol **102**：47G-56G, 2008
3) 循環器病の診断と治療に関するガイドライン（2009年度合同研究班報告），慢性心不全治療ガイドライン（2010年改訂版）．日本循環器学会ホームページ公開のみ（http://www.j-circ.or.jp/guideline/pdf/JCS2010_matsuzaki_h.pdf）（2015年10月閲覧）

3 症例から学ぶチーム医療の運営

a 入院長期化症例

日本医科大学千葉北総病院では多職種カンファレンスを設けています．ここでは，入院長期化症例をあげてみます．

- **症例**：50歳代男性．
- **主訴**：夜間起坐呼吸，下腿浮腫．
- **現病歴**：3週間前より労作時呼吸困難，下腿浮腫．入院前日より夜間起坐呼吸あり来院．
- **既往歴**：41歳 心不全，肥大型心筋症．44歳 心不全入院．45歳 心房粗動［DC（直流除細動器）で洞調律へ復帰］．
- **入院時現症**
  - 身長：175 cm，体重：128 kg，BMI：41.8，意識清明，神経学的異常所見なし．
  - 血圧：118/60 mmHg，心拍数：82回/分・整，呼吸：12回/分，体温：36.7℃．
  - 外頸静脈怒張あり，眼瞼結膜貧血なし，眼球結膜黄疸なし．
  - 心音：II音亢進なし，心雑音なし，第III音奔馬調律，両肺野湿性ラ音，腹部平坦・軟，肝1横指触知，両下腿浮腫著明．
  - クリニカルシナリオ：CS-2，Nohria-Stevenson分類：warm-wet．
- **入院時胸部X線**：図1，**心電図**：図2
- **心エコー**：LVDD/LVDS 73/64，左室拡大，全周性にhypokinesia，左室収縮能（LVEF）11％

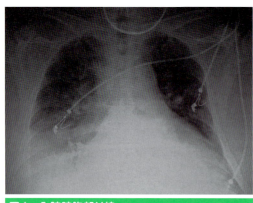

図1 入院時胸部X線

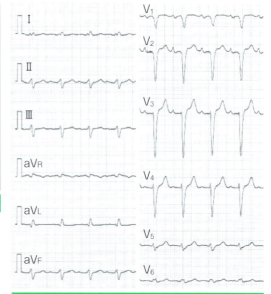

図2 入院時心電図

脈拍：90回/分，洞調律，低電位差，QSパターン（V₁，V₂），完全左脚ブロック．

A. 多職種チーム医療のつくり方と役割

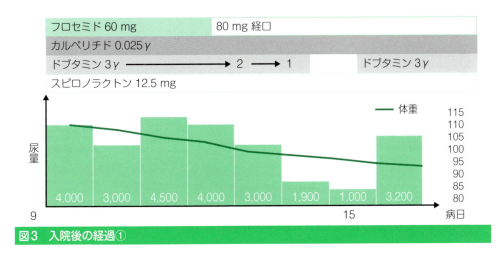

表1 入院時血液生化学検査

WBC	8,490/μL	BUN(↑)	47.6 mg/dL
RBC	453×10⁴/μL	Cre(↑)	2.60 mg/dL
Hb	12.2 g/dL	Na	142 mEq/L
Ht	40.7 %	K(↑)	5.3 mEq/L
Plt	16.2×10⁴/μL	Cl	103 mEq/L
AST	18 IU/L	TP(↓)	6.1 g/dL
ALT	11 IU/L	Alb(↓)	2.8 g/dL
LDH	215 IU/L	LDL-C(↑)	168 mg/dL
CPK	171 IU/L	TG	117 mg/dL
T-Bil	0.6 mg/dL	HDL-C	23 mg/dL
D-Bil	0.3 mg/dL	Glu(↑)	115 mg/dL
		HbA1c	5.8 %
		BNP(↑)	516.9 pg/mL

下線は異常値を示す．↑は上昇，↓は低下．

図3 入院後の経過①

- 入院時血液生化学検査：表1
- 臨床診断：
  ① 拡張相肥大型心筋症によるうっ血性心不全．
  ② 発作性心房細動，心房粗動．
  ③ 高度肥満と重症閉塞性睡眠時無呼吸．
  ④ 腎機能障害．

b 入院後治療経過

入院後フロセミド80 mg/日持続静注，カルペリチド0.025γ投与併用により，利尿および前負荷・後負荷軽減治療を行い，さらにドパミン塩酸塩3γ強心薬を併用しました．効果はありましたが，ドパミン塩酸塩を減量すると尿量が減少するので，ドブタミン塩酸塩投与に切り替えたところ4,000 mL/日の利尿が得られ，2週間後には体重が130 kgから91.2 kgまで減少し，胸水や肺うっ血も改善しました（図3）．

しかし，ドブタミン塩酸塩を減量すると尿量は減少し，「静注強心薬ドブタミン依存状態」と考えられました．経口強心薬（ピモベンダン）への切り替えを試みましたが尿量を維

I. 実践編：心不全のあたらしいケアと管理

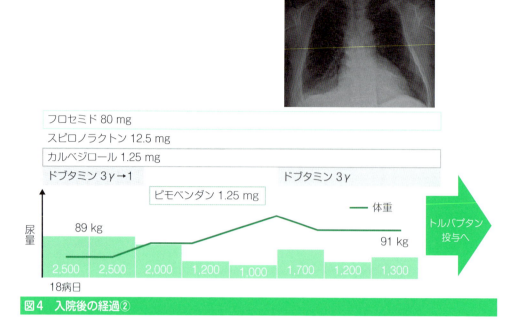

図4 入院後の経過②

持できず，ドブタミン塩酸塩を再開，胸部Ｘ線で胸水が残存するので，2014年5月より保険収載された水利尿薬（トルバプタン）を導入しました（図4）．その後胸水は消失，ドブタミン塩酸塩からも離脱，β遮断薬（カルベジロール）を含む，経口心不全治療薬で安定化しています（図5）．入院治療期間，2ヵ月以上を要した症例でした．

C 討論：数回のカンファレンスの小括

1 薬物療法に関して―病棟薬剤師とのディスカッション

a. 静注強心薬依存から離脱困難な場合の考え方

　この症例では，ドブタミン塩酸塩を減量すると尿量が減量，再開・増量すると尿量が保持されたので，経口強心薬［ホスホジエステラーゼ（PDE）阻害薬］ピモベンダンを選択して切り替えを試みましたが，薬理作用から考えると，ドブタミン塩酸塩ならばデノパミン，ドパミン塩酸塩ならばドパミンプロドラッグであるドカルパミンへの切り替えを考慮してもよかったかもしれません．ただ，経口強心薬について長期予後改善効果のエビデンスは示されていないので，経口強心薬に切り替えた場合，経口強心薬からの離脱が次の問題点になることが予想されます．

b. フロセミド静注抵抗状態に対する治療

　この症例では腎機能障害があったので，フロセミド持続静注とカルペリチドの併用を継続していました．ちょうど新規利尿薬（バソプレシン拮抗薬・水利尿薬）トルバプタンが発売になったところだったので少量から漸増しながら投与したところ，腎機能や電解室バランスに悪影響なく利尿効果が得られ，胸水も消失しました．担当看護師にはトルバプタン投与中は，尿量・電解質（Na・K）のチェックと口渇時には飲水制限しないよう情報を共有しました．

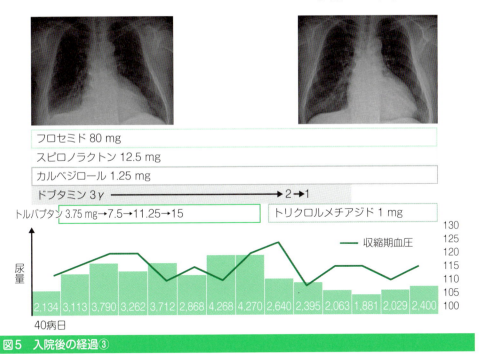

図5　入院後の経過③

c. いつβ遮断薬を導入するか

　この症例では，経口強心薬ピモベンダンに切り替えるときに併用療法としてカルベジロール投与を開始しましたが，胸水がまだ残存していたことなどから次期尚早であった可能性が指摘されました．経過をみると，トルバプタン投与により胸水が消失したところで導入が適切だったかもしれません．

　この症例での静注強心薬からの離脱困難については，尿量減少から判断していたので，むしろもっと早期からトルバプタンを導入することによりボリューム負荷（浮腫・胸水）を是正し，静注強心薬からの離脱とβ遮断薬導入が促進された可能性は否定できません．

2 日本医科大学千葉北総病院循環器内科の入院長期化症例の問題点

　2012年，院内全体での平均入院日数は14日，内科では17.3日でした．心不全患者では平均入院日数が29.5日と，院内の平均入院日数の倍の期間を要していました．入院が長引く心不全症例の問題点について検討すると，使用薬剤に関しては，静注および内服利尿薬，強心薬などの心不全治療薬を除いた場合，多かったのが抗菌薬，抑肝散（情緒不安定，不眠，神経症，認知症に伴う妄想や徘徊に有効．元来は小児夜泣き，小児疳症などに処方されるが，成人にも有効．甘草を含有するので低カリウム血症や偽アルドステロン症に注意して処方），ラメルテオンなどがあげられていました．不穏などに用いられるリスペリドンや，アルツハイマー型認知症治療薬のドネペジル塩酸塩など精神疾患系の薬剤使用も多く，感染症ならびに認知症の進行，せん妄などの精神症状が入院期間長期化に寄与していることが考察されました．

　一方，患者背景として長期化の要因としてあげられたのが，家族のサポート力不足や，転院先の不足といった環境的要因と，心不全以外の合併症によるもの，特にせん妄などが発現されている例が少なくありませんでした．地域医療連携の充実が喫緊の課題と考えられます．

多職種カンファレンスを導入しながら，より安全，着実で，効果的かつ実践的な治療の構築，患者さんへの説明を検討する重要性を認識しています．
　なお，上記の実例は，以下の多職種カンファレンス・スタッフで取り組みました．
- **循環器内科**：稲見　徹，宗像　亮，大場崇芳，清野精彦
- **薬剤部**：西脇龍広，中園裕紀
- **看護部**：菊地真由美，福田悦子，藤岡久恵

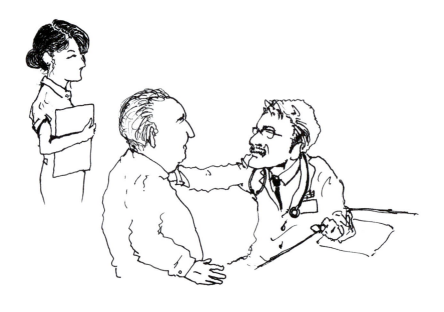

B 多職種チーム医療によるあたらしいケアと管理

1 看護師が活躍—再入院を予防，入院日数を減らすための取り組み

　わが国の慢性心不全患者の心不全症状の増悪による1年後の再入院率は30〜40％と高率[1]で，他の疾患に比べ入院日数も長く，医療経済の圧迫につながり社会的負担になっています．心不全増悪には医学的誘因に加え，塩分・水分・服薬の管理，受診頻度などのセルフケアに関連した誘因，不安や抑うつ，在宅療養サービスの利用不足など心理的・社会的誘因[2,3]もあります．よって，心不全増悪予防においては，多職種チームによる疾病管理プログラムが有用とされています．特に，日々の体重や症状のモニタリング，症状増悪時の早期発見と対処，塩分・水分・服薬管理の厳守など患者自身のセルフケア行動が再入院を予防し，さらに入院日数を減少をすることも可能とされ，これらのセルフケア行動を支援するためには看護師の役割が重要です．

　本項では，多職種チームによる疾病管理プログラムでの看護師の役割と，実際に亀田総合病院で行われている看護師の取り組みを紹介します．

a 看護師主導による疾病管理プログラムの有効性

　心不全患者の再入院の予防，QOL（生活の質）の改善，入院日数の減少に向けて，多職種チーム以外にも看護師主導による疾病管理プログラムが報告されています[4]．看護師は，心不全患者を全人的にアプローチすることができ，教育資材を使用した患者教育，退院に向けた計画，薬剤調整，栄養士へのコンサルテーション，精神面のサポート，社会的サービスの調整，退院後の電話・自宅訪問・心不全外来によるフォローアップと入院中から在宅・外来までと患者のライフスタイルをサポートしたトータルケアを実践しています．

　亀田総合病院では，国内外のガイドライン[5,6]や心不全患者の予後，疾病管理に関する論文[7]を参考に多職種による亀田心不全チームプロジェクトの疾患管理プログラム（図1）を構築し，多職種間の共有ツール（図2），教育資材（図3，図4）を用いて，疾病管理プログラムを実践しています（「Ⅰ-A-1．チームの構成メンバーをどうするか」参照）．この多職種チームによる疾病プログラムにおいて，看護師は入院中の患者教育，在宅への移行ケア（電話フォローアップ），また，再入院のリスクのある患者においては訪問看護を実践しています．

b 看護師による疾患管理プログラムの実際

1 入院中

a．患者教育

　入院中の患者教育として，患者の年齢や生活背景に合わせた個別的なアプローチを重点に，教育資材（ハートノート，記録日誌）を用いて，看護師と患者もしくは家族と一対一での個別指導を行っています．

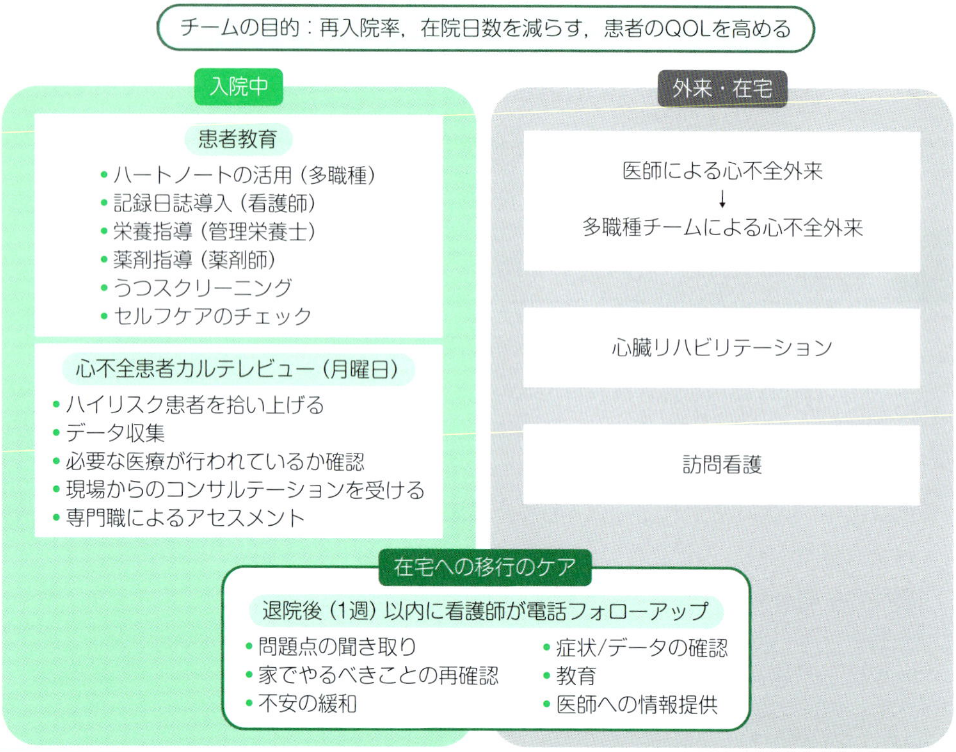

Ⅰ. 実践編：心不全のあたらしいケアと管理

チームの目的：再入院率，在院日数を減らす，患者のQOLを高める

【入院中】

患者教育
- ハートノートの活用（多職種）
- 記録日誌導入（看護師）
- 栄養指導（管理栄養士）
- 薬剤指導（薬剤師）
- うつスクリーニング
- セルフケアのチェック

心不全患者カルテレビュー（月曜日）
- ハイリスク患者を拾い上げる
- データ収集
- 必要な医療が行われているか確認
- 現場からのコンサルテーションを受ける
- 専門職によるアセスメント

在宅への移行のケア
退院後（1週）以内に看護師が電話フォローアップ
- 問題点の聞き取り ・症状/データの確認
- 家でやるべきことの再確認 ・教育
- 不安の緩和 ・医師への情報提供

【外来・在宅】
- 医師による心不全外来 → 多職種チームによる心不全外来
- 心臓リハビリテーション
- 訪問看護

図1 亀田心不全チームプロジェクト

患者氏名：　担当医師：　入院日：　退院目標：　週程度

心不全の元となる疾患：心筋梗塞，弁膜症，心筋症，不整脈，高血圧，その他（　）

心不全の増悪因子：怠薬，飲水過多，塩分過多，過労，感染症，貧血，その他（　）

注）カテコラミン：
ドブタミン（ドブポン）
ドパミン（イノバン）
ノルアドレナリン

（新しいステージに入った日付を記載／カテコラミンを使用していない患者は3日でライン抜去が目標／退院予定日：月　日）

日時	入院日　/～	/～	/～	/～	
ステージ	1（入院初日～2日）	2（目安：2日～7日）	3（目安：4日～）	4（～退院時）	介入終了
状態	酸素・尿カテ・点滴・静注	尿カテ抜去，酸素off，カテコラミンoffのいずれかを達成	ライン抜去または200m自由歩行		
患者目標		手帳の使用方法を理解する 体重測定	セルフケア 手帳（内服，体重，血圧など）	理解度チェッククリア	
医師	病名記入 手帳 病状・検査・治療説明		退院日の設定	退院前説明	
看護師	安静度・飲水制限の説明 日常生活習慣の確認 入院治療について説明（　/　）手帳 MSW検討と連絡 NST検討と医師へ依頼	身長測定 日常生活説明（　/　）手帳 体重測定開始 薬剤・栄養指導の日程調整	予防接種の希望（　/　）手帳 心不全理解度チェック① うつスクリーニング→心理士	悪化時の対応説明（　/　）手帳 理解度チェック② セルフケア行動尺度	
薬剤師	初期アセスメント（持参薬など　/　）	薬剤指導①（　/　）手帳	病棟依頼時薬剤対応	薬剤指導②（　/　）手帳	
栄養士	NST介入（要・不要）	栄養指導①（　/　）手帳		栄養指導②（　/　）手帳	
PT	心リハ説明（　/　）	手帳の説明（　/　）手帳 入院中のリハ目標をたてる	〈ADL維持〉 200m歩行獲得（　/　） 運動負荷試験の準備 6分間歩行（　/　） CPET（　/　） 〈ADL低下〉 6分間歩行（　/　）	運動療法説明（　/　）手帳 入院中のリハ目標達成（　/　）	
MSW	MSW介入（要・不要）	制度の説明（　/　）手帳	退院調整（済　/　）手帳		

図2 心不全入院指導シート（軽症～中等症，医療スタッフ用）

（2013年3月23日ver）

B. 多職種チーム医療によるあたらしいケアと管理

図3 ハートノート

図4 記録日誌

　「ハートノート」では，疾患や薬物，栄養に関する情報，患者が生活するうえで気をつけること，症状悪化時の早期発見と対処行動が行えるようなセルフケアに関連した指導を行います．

　「記録日誌」とは，患者もしくは家族や介護者が，患者の心不全症状を記録する手帳で，入院中から，毎日の血圧・脈拍・体重・下肢の浮腫・息苦しさ，服薬などを記録します．この手帳は，日々の情報を受診時に医師へ提供できるだけではなく，患者や家族みずから異常の早期発見ができ，早期受診行動につながることを目的にしています．心不全患者の多くが，苦しくて動くことができなくなったタイミングで受診し，入院に至るケースが多いため，その手前の段階で早期に受診行動がとれるように，たとえば，患者の目標体重を

基準として体重が＋2 kgとなりグラフが異常ゾーンに入った場合や下肢の浮腫や少し息苦しいなどの症状がでた場合に，受診するように指導しています．

患者教育の最後に，「心不全の悪化症状は何か？」「自分の目標体重は？」などの質問項目からなる理解度チェックを入院中に2回実施し，知識の習得状況を確認しています．さらに，「欧州心不全セルフケア行動尺度」の日本語版[8]（159頁参照）を使用し，自分のセルフケア行動を評価してもらいます．そして，再度指導が必要な項目を「ハートノート」を用いて補足し，退院前の患者教育が終了となります．

b. 精神面のサポート

心不全患者は，息苦しさなどの症状を繰り返すことで死の恐怖や不安を抱きやすく，約20％が抑うつ症状を有すると報告されています[9]．抑うつ症状は患者のセルフケア行動へ影響を及ぼすため，精神面のサポートが必要です．亀田総合病院では，米国心臓協会（American Heart Association：AHA）で推奨されているPatient Health Questionnaire（PHQ）-2およびPHQ-9（「Ⅰ-E-2」心理的症状の評価法」参照）を用いてスクリーニングを行い，潜在状態にある抑うつ症状の患者を早期に発見するようにしています．点数により臨床心理士に相談し，専門的な介入へとつなげています．

c. 心不全患者のカルテレビュー（心不全カンファレンス）

亀田総合病院では，週1回1時間程度，多職種チームのメンバーで集まり，入院中の心不全患者全員のカルテレビューを行っています．その中で看護師は，患者の基礎データ，家族を含めた社会背景，患者の性格・心理面や指導の状況を情報収集し，患者の全人的アプローチに焦点をあて，多職種へ情報提供しています．また，退院後の患者の生活を想定し，ソーシャルワーカーと訪問看護導入や介護保険など社会的サービスの検討を行うことで，退院調整をスムーズに行い，入院日数減少に向けて取り組んでいます．在宅でフォローしている心不全患者についても，訪問看護師が退院後の経過や生活状況などをチームメンバーへ情報提供します．

2 在宅への移行ケア

心不全患者は，退院後30日以内の再入院率が高いため，その期間は心不全悪化症状の早期発見と早期受診が重要となります．亀田総合病院では，退院から次の外来受診までの期間を「在宅への移行期」とし，看護師による電話フォローアップをしています．電話では，症状モニタリング（体重・浮腫・息苦しさなど），服薬アドヒアランス，食習慣，運動，早期受診や症状悪化のサインなどの確認（図5）をしています．電話の際に心不全増悪症状があれば担当医に報告のうえ，早期受診につなげています．心不全症状が出現しているにもかかわらず外来日まで待とうとしている患者も多く，電話フォローアップにより外来受診の促進や薬物療法の介入を行い入院を回避できたり，重症化に至る前に入院することで前回の入院時よりも入院日数減少につながった事例もあります．

3 外来・在宅

心不全患者の退院後，看護師主導の診療所受診[4]や患者の自宅を看護師が訪問[10]することなどが，心不全患者の再入院の予防に有効であることが示されています．亀田総合病院では，心不全外来は開設していませんが，入院中の指導状況や外来でのフォローが必要な患者の情報を外来看護師と共有しています．情報のみの共有では限界があるため，今後は多職種による心不全外来を開始することを検討しています．

在宅については，心不全カルテレビューで再入院のリスクがある患者を抽出し，積極的

患者氏名			
退院後の生活			
体重 2kg以上の増加	kg あり/なし	kg あり/なし	kg あり/なし
血圧	mmHg	mmHg	mmHg
脈拍	回/分	回/分	回/分
全身症状	□息切れ □浮腫 □食欲低下 □起坐呼吸	□息切れ □浮腫 □食欲低下 □起坐呼吸	□息切れ □浮腫 □食欲低下 □起坐呼吸
不眠	あり/なし	あり/なし	あり/なし
睡眠体位(フラット)	可/不可	可/不可	可/不可
夜間排尿回数	回	回	回
水分制限	可/不可	可/不可	可/不可
運動	あり/なし	あり/なし	あり/なし
内服	可/不可	可/不可	可/不可
禁煙	可/不可	可/不可	可/不可
節酒	可/不可	可/不可	可/不可
NYHA	□Class Ⅰ □Class Ⅱ □Class Ⅲ □Class Ⅳ	□Class Ⅰ □Class Ⅱ □Class Ⅲ □Class Ⅳ	□Class Ⅰ □Class Ⅱ □Class Ⅲ □Class Ⅳ
ストレス/イライラ 不安/その他	あり/なし	あり/なし	あり/なし

図5 心不全患者の退院1週間以内の電話連絡チェックリスト

に訪問看護を紹介し，導入しています．電話でのフォローアップ同様，再入院を繰り返していた独居の方など，定期的な看護師の訪問により早期に心不全症状の悪化に気づくことができます．また，その後，担当医へ相談することで薬剤の調整や外来受診を促すことができ，再入院を回避できたり，入院に至った場合でも，前回入院時よりも入院日数が減少できた事例もあります．

心不全患者の再入院の予防，入院日数を減らすためには多職種チームによる疾患管理プログラムが有用ですが，入院中だけではなく，在宅・外来までのトータルケアが重要であり，患者のライフスタイルをサポートする病棟看護師，外来看護師，訪問看護師のそれぞれの看護師の活躍と連携が大きく期待されます．

文献

1) Miyuki Tsuchihashi-Makaya M et al : Characteristics and outcomes of hospitalized patients with heart failure and reduced vs preserved ejection fraction. Report from the Japanese Cardiac Registry of Heart Failure in Cardiology (JCARE-CARD). Circ J **73** : 1893-1900, 2009
2) Tsuchihashi M et al : Clinical characteristics and prognosis of hospitalized patients with congestive heart failure ; a study in Fukuoka, Japan. Ipn Circ J **68** : 427-434, 2000
3) Tsuchihashi-Makaya M et al : Anxiety and poor social support are independently associated with adverse outcomes in patients with mild heart failure. Circ J **73** : 280-287, 2009
4) Stromberg A et al : Nurse-led heart failure clinics improve survival and self-care behavior in patients with heart failure ; results from a prospective, randomized trial. Eur Heart J **24** : 1014-1023, 2003
5) 循環器病の診断と治療に関するガイドライン(2009年度合同研究班報告),慢性心不全治療ガイドライン(2010年度改訂版).日本循環器学会ホームページ公開のみ(http://www.j-circ.or.jp/guideline/JCS2010_matsuzaki_h.pdf)(2015年10月閲覧)
6) John JV et al : ESC Guidelines for the diagnosis and treatments of acute and chronic heart failure 2012. Eur Heart J **33** : 1787-1847, 2012
7) McAlister FA et al : Multidisciplinary strategies for the management of heart failure patients at high risk for admission ; a systematic review of randomized trials. J Am Coll Cardiol **44** : 810-819, 2004
8) Kato N et al : Validity and reliability of the Japanese version of the European Heart Failure Self-Care Behavior Scale. Eur J Cadiovasc Nurs **7** : 284-289, 2008
9) Rutledge T et al : Depression in heart failure a meta-analytic review of prevalence, intervention effects, and associations with clinical outcomes. J Am Coll Cardiol **48** : 1527-1537, 2006
10) Cynthia F et al : Transitional care interventions to prevent readmissions for persons with heart failure. Ann Inter Med **160** : 774-784, 2014

2 薬剤師の出番―服薬率を上げる方法

a 心不全患者に対するファーマシューティカルケア

　患者のアウトカムを改善するという明確な目的のために，薬物療法の効果や安全性，経済性などに責任をもつこと．すなわち，「ファーマシューティカルケア」の実践が薬剤師の役割です．それは，がん薬物療法や感染制御，抗菌化学療法など限られた専門分野だけで行われるものではなく，薬物療法を行うすべての患者に提供されるべきものです．循環器領域においてもそれは同じで，心不全の予後を改善する適切な薬剤が確実に投与されて，それを患者が適切に理解して長期間継続的に服用できることをサポートすることが，心不全治療に携わる薬剤師の「出番」といえます．本項では，心不全患者の予後を改善するために薬剤師にできることを考えていきます．

b ガイドラインの順守

　心不全治療薬とその服薬率に関して，現状ではどういった問題があるでしょうか．まず，服薬率を検討するにあたり，ガイドラインで推奨されている薬剤がどの程度処方されているのか確認しておきましょう．左室駆出率の低下した心不全（heart failure with reduced ejection fraction：HFrEF）に対して，アンジオテンシン変換酵素（ACE）阻害薬やβ遮断薬は予後を改善させる薬剤として有用性が確立されており，日本循環器学会のガイドライン[1]上でもNYHA分類Ⅰ度からClass Ⅰで推奨されています．しかし，2009年の時点で報告されているわが国における心不全患者の前向き観察研究JCARE-CARDでは，HFrEF患者に対するACE阻害薬もしくはアンジオテンシンⅡ受容体拮抗薬（ARB）の処方率は83.5％，β遮断薬は65.9％にとどまっています[2]．2011年に発表されたエプレレノンのHFrEF患者に対する効果を検討したEMPHASIS-HF試験では，ベースのACE阻害薬もしくはARBの処方率が93％程度，β遮断薬が86％であり[3]，わが国の現状には改善の余地があると考えられます．つまり，退院時にACE阻害薬やβ遮断薬を導入していることなど，ガイドラインに準じた治療を提供することでHFrEF患者の予後を改善することができると考えられます[4]．

　薬剤師の役割はACE阻害薬やARB，β遮断薬が適応となるHFrEF患者で禁忌がない場合に，積極的に導入できるよう支援することです．たとえば，チェックリスト（図1）を用いて処方薬を確認することが具体的な方法の一つです．米国心臓協会（AHA）が提案しているチェックリスト[5]では，退院時にACE阻害薬やβ遮断薬，アルドステロン拮抗薬が導入されているか，適切なカウンセリングがなされているかを簡便に確認できるような構成になっており，行われていなければその理由などを記載するようになっています．こういったツールを活用することで提供する薬物療法をガイドラインに沿わせることができ，ACE阻害薬やβ遮断薬の処方率を向上するための一助になると考えられます．

　薬物療法だけにとどまらず，最適な心不全治療と患者教育が提供されるためには，多職種によるシステマティックなアプローチが求められます．ガイドラインに準じた心不全管理プログラムを各職種が協同して行い，適切な方法（たとえばアルゴリズム，クリニカルパス，標準処方セット，教育ツールなどの作成）を用いて，退院までに網羅的に必要な治

I．実践編：心不全のあたらしいケアと管理

心不全治療に関する退院時チェックリスト

入院日：＿＿＿＿＿＿　　入院病棟：＿＿＿＿＿＿　　退院日：＿＿＿＿＿＿

担当医：＿＿＿＿＿＿　　心不全の病因：＿＿＿＿＿＿

次回の外来予定日（日にち／時間／外来担当）：＿＿＿＿＿＿

心不全治療	はい	いいえ	達成されていない理由／禁忌	
ACE阻害薬（EF低下の場合）			□非適応	□禁忌
ARB（ACE阻害薬に忍容性がない場合）			□非適応	□禁忌
β遮断薬 （EF低下の場合：カルベジロール，ビソプロロールのみ）			□非適応	□禁忌
アルドステロン拮抗薬（EF低下の場合）			□非適応	□禁忌
直近のLVEF（＿＿＿％，測定日＿＿＿） 測定方法：□エコー　□心臓カテーテル検査				
抗凝固療法：心房細動や心房粗動，その他の適応がある場合			□非適応	□禁忌
特定されている心不全増悪因子				
血圧コントロール（＜140/90 mmHg）				
インフルエンザワクチン			□非適応	□禁忌
肺炎球菌ワクチン			□非適応	□禁忌
カウンセリング				
減塩食				
水分制限（必要がある場合）				
体重管理				
心不全症状増悪時の対応				
治療へのアドヒアランスに対する教育				
重点的な心不全教育（少なくとも60分以上）				
喫煙者に対する禁煙指導				
ICD/突然死リスク（必要のある場合）				
栄養指導				
減量指導（必要のある場合）				
心臓リハビリテーション				
運動強度に関するカウンセリング				
継続通院の必要性				
内服薬の説明（適応や副作用，アドヒアランス）				
心不全ハンドブック				

フォローアップスケジュール	はい	いいえ	不要	予定日	コメント
循環器内科外来			□		
近医への通院			□		
心不全管理プログラム			□		開始日：
心臓リハビリテーション			□		開始日：
負荷試験			□		
心エコー検査			□		
電気生理学検査			□		
脂質のフォロー			□		
抗凝固療法のフォロー			□		
血液生化学検査			□		

図1　退院時チェックリストの例

療や教育を提供していく必要があります．薬剤師はこのようなシステムの中で，処方薬の適正化や患者のアドヒアランス向上，患者教育に責任をもつべきです．

また，心不全管理における薬物療法の質を維持するために，一定期間ごとに各施設におけるHFrEF患者へのACE阻害薬やβ遮断薬の処方率を検証し，心不全チーム内で共有することがモチベーション維持につながるのではないでしょうか．こうした取り組みにより各施設内の治療の標準化と治療の質の具体的評価ができると考えられます．

C アドヒアランスエイド

適切な薬剤が処方されただけでは患者のアウトカムは改善しません．まさに「服薬率」を向上させることも薬剤師に課せられた使命の一つです．そのためには，適切に治療を理解してもらい，治療へのアドヒアランスを向上させる必要があります．

心不全入院の7.9％がノンアドヒアランスによるものであったという報告があります[6]．この報告によると，ノンアドヒアランスはさまざまな要因が原因で，不適切な患者教育，入院中の不十分な指導時間，認知機能障害，経済的問題，不十分な社会的サポート，低いヘルスリテラシーなどがあげられています．こうした現状を踏まえると，薬剤師としての役割はアドヒアランスへの障害を明らかにし，解決の糸口を探すことにあります．患者教育はもちろん重要ですが，処方内容をシンプルにするようにしたり，安価な薬剤やジェネリックを選択したりすることも薬剤師にできる役割の一つではないでしょうか．

治療薬に関する教育は，個々の患者に合わせて行う必要があります．初回の心不全なのか繰り返す心不全増悪による入院なのか，比較的若年なのか高齢なのかなど，患者の背景により現在もっている知識は異なるため，それらをアセスメントしてから患者教育を始めるべきです．高齢で認知機能障害がある場合やうつ病を合併している場合などでは，家族や介護者にも参加してもらわなければいけません．

患者教育の方法はさまざま検討されており，口頭で説明するほか，グループディスカッションや退院後の電話やメールによる相談，インターネットなど[7]が効果的であるとする報告もあります．また，提供する内服薬の説明用紙やパンフレットにも，患者個々の理解度に応じた適切なレベルの内容を記載することが必要です．

ACE阻害薬やβ遮断薬が単に降圧薬や抗不整脈薬ではなく，長期予後やQOLを改善する心不全治療薬であることや，服用用量を一定の目標値まで漸増していくことなど，治療薬個々に関しても適切に理解してもらうことが重要です．

心不全治療薬に関して患者教育を行った後，その理解度がどの程度なのか，服薬管理が適切に行えるかなどを，退院までに評価すべきですが，理解度の確認法の一つとして「ティーチバック」という手法が紹介されています[8]．内服薬などに関して患者に情報提供したことを患者自身に説明してもらい，理解不十分のことがあれば別の表現で説明していく方法です．このような方法が心不全のアドヒアランス改善に有効であったという報告があるわけではありませんが，他の慢性疾患で特に高齢者の理解度を向上させた[9]という検討もあり，テクニックとして活用できると考えられます．

薬剤師が退院までに薬物療法における患者教育など，適切に介入することで患者のアウトカムを改善していける[10]と報告もあり，薬剤師は入院での心不全加療に積極的に参加すべきです．

日付	_/_(日)	_/_(月)	_/_(火)	_/_(水)	_/_(木)	_/_(金)	_/_(土)
体重(kg)							
飲水量(L)							
血圧(mmHg) 朝							
血圧(mmHg) 夕							
脈拍(bpm)							
自覚症状 息切れ							
自覚症状 むくみ							
自覚症状 疲れやすさ							
自覚症状 食欲低下							
自覚症状 不眠							
内服 朝							
内服 昼							
内服 夕							
食事							
その他							

（薬局でこの項目をもとにアドヒアランスを確認する）

図2 セルフモニタリングシート例

d 薬-薬連携

　心不全治療は長期の継続的な管理が必要であり，診療の中心は外来です．長期管理のために，看護師による電話相談や外来での指導継続が行われている場合もあります．内服薬に関しては多くの患者が院外薬局で受け取ることになりますが，そのような場合に，地域の薬局薬剤師の果たすべき役割が大きいことは自然に理解されます．しかし，病院と地域の薬局の連携がうまく取れていないために，効果的な介入がなされていないのが現状ではないでしょうか．それを反映するように，経口抗がん薬治療などと異なり，心不全に対する薬-薬連携は報告もほとんどありません．

　聖マリアンナ医科大学病院が川崎市北部薬剤師会を通じて薬局薬剤師に行ったアンケート調査の中で，「心不全や心筋梗塞の患者への服薬説明時に困っていることがあるか」という質問に，58.9％の薬剤師が「はい」と回答しています．具体的には，「処方せんだけの情報ではどんな疾患なのかわからない」「病院でどんな指導がされているのかわからない」「薬局薬剤師がどこまでやってよいのかわからない」などといった意見がありました．限られた地域でのアンケートではありますが，多くの薬局薬剤師はこのように感じているのではないでしょうか．このような現状の中で，地域内での連携を強め，薬局でのサービスを向上させることが一つの鍵となります．院外薬局と連携することで，外来患者への薬物療法，食塩・水分摂取，症状のモニタリングなどの教育を継続して行うことができ，アドヒアランスの維持向上に貢献することができると考えられます．

　今後の展望として，まず病院と地域の薬局との連携を強化し，心不全治療や内服薬に関する説明方法，生活指導などを一緒に学んでいく必要があります．次のステップアップとして検討しているのは，同一のツール（日本心不全学会作成の心不全手帳など）を用いての指導内容統一化です．さらにセルフモニタリングシート（図2）を用いて，服薬率をその都度確認していくことで，効果的指導にもつながるのではないかと考えられ，また服薬率を

集計し改善していければ，このような取り組みの一つの成果となると計画しています．

　外来患者がどこの薬局にかかるかはわからないため，対象とする薬局の検討が必要だったり，薬局での投薬時に時間を要してしまうと業務の負担となるかもしれません．また，対象患者の共有方法の模索など，実現へ向けての課題は多くありますが，心不全患者の長期的な管理を考えたときに，こうした連携を推進していき，患者のサポートを継続していくことがアウトカムの改善につながると考えられます．

　心不全患者に対する私たち薬剤師の役割は，必要な薬剤の導入を促進すること，副作用や相互作用のモニタリング，心不全を増悪させる薬剤の回避，患者教育などさまざまです．しかし，そういった個々の患者に対する役割だけでなく，施設内の治療の標準化やガイドライン順守率を向上させること，地域単位の取り組みで内服アドヒアランスを改善させることといった広い視野に立って「服薬率」を向上させていくことが，患者のQOLや再入院率・死亡率を改善するためのファーマシューティカルケアであり，これからの私たちに最も求められることであると信じています．

文 献

1) 循環器病の診断と治療に関するガイドライン（2009年度合同研究班報告），慢性心不全治療ガイドライン（2010年改訂版），日本循環器学会ホームページ公開のみ（http://www.j-circ.or.jp/guideline/pdf/JCS2010_matsuzaki_h.pdf）（2015年10月閲覧）
2) Tsuchihashi-Makaya M et al：Characteristics and outcomes of hospitalized patients with heart failure and reduced vs preserved ejection fraction. Report from the Japanese Cardiac Registry of Heart Failure in Cardiology（JCARE-CARD）. Circ J **73**：1893-1900, 2009
3) Zannad F et al：Eplerenone in patients with systolic heart failure and mild symptoms. N Engl J Med **364**：11-21, 2011
4) Yoo BS et al：SUrvey of Guideline Adherence for Treatment of Systolic Heart Failure in Real World（SUGAR）；a multi-center, retrospective, observational study. PLoS One **9**：e86596, 2014
5) American Heart Association：Heart Failure Discharge Checklist（http://www.heart.org/idc/groups/heart-public/@private/@wcm/@hcm/@gwtg/documents/downloadable/ucm_434627.pdf）
6) Ambardekar AV et al：Characteristics and in-hospital outcomes for nonadherent patients with heart failure：findings from Get With the Guidelinese Heart Failure（GWTG-HF）. Am Heart J **158**：644-652, 2009
7) Stromberg A et al：Interactive education on CD-ROM-a new tool in the education of heart failure patients. Patient Educ Couns **46**：75-81, 2002
8) Barbara S et al：Discharge counseling in heart failure and myocardial infarction；a best practices model developed by the members of the American College of Clinical Pharmacy's Cardiology PRN based on the Hospital to Home（H2H）Initiative. Pharmacotherapy **33**：558-580, 2013
9) Horowitz CR et al：A story of maladies, misconceptions and mishaps；effective management of heart failure. Soc Sci Med **58**：631-643, 2004
10) Koshman SL et al：Pharmacist care of patients with heart failure；a systematic review of randomized trials. Arch Intern Med **168**：687-694, 2008

3 栄養士が味方——栄養状態を改善させる栄養管理・指導

慢性心不全の栄養管理について,まず,以下にそのポイントをあげます.
① 心不全が影響する食欲不振の原因を整理し,食欲不振が認められる症例ではその原因を明確にする.
② 心不全が原因で生じる病態は,浮腫や呼吸苦,下痢などさまざまあり,それぞれの症状がどのように心不全と関わりがあるのかを理解することが重要である.
③ 食欲不振の原因に対して,多職種でその対応を検討し実行する.食事形態や食事量の調整,必要であれば栄養補助食品の利用が有効である.

a 栄養管理の実際

心不全のケアと管理における栄養士の役割として,原因が何であるかを理解すること,栄養管理に影響する主訴や病態をきちんと把握し対応すること,さらに関連する生活習慣病の改善・予防[1]をすることがポイントになります.

1 アセスメントのポイント

心不全の原因としてまず考えられるのは,水分・塩分管理の不徹底です.入院患者に対して,まずフィジカルアセスメントや問診により,体重の変動や浮腫の有無などを把握することが必要です.また高齢者の場合,長期間に及ぶ慢性心不全の発症により,活動量が減り日常生活動作(activity of daily living:ADL)が低下し,体重・骨格筋の減少を認めることも多くあります.骨格筋の減少は,栄養状態を考えるうえで非常に重要[2]であり,身体計測や握力測定などを行い,骨格筋量および筋量を評価します.

心不全の主訴は,呼吸困難,倦怠感,息切れなどがあげられ,その影響で食欲不振をきたし,食事摂取量が低下する場合が多く認められます.担当の栄養士は,まず本人や家族または前施設に,入院前の食事内容や摂取状況などを栄養一次情報として聞き取ります.特に,高齢者で長期の食事摂取不良が持続している場合は,栄養障害が進行していることも多く,入院前の食事摂取量の推移を把握することは重要です.さらに,生活習慣病の既往,ADL,排便状況,喫煙,運動習慣の有無など,食習慣や生活習慣についても聞き取り,多角的に栄養評価を行います.また,病態や症状,治療経過などの情報や本人への聞き取りなどをもとに食欲不振の原因を評価します.

心不全による臓器のうっ血のため,さまざまな症状が出現します(図1).左心機能が低下することで左心不全が生じ,肺うっ血により夜間呼吸困難や起坐呼吸を認めることが多くあります(図2).また肺胞への水分漏出により咳嗽,喀痰の増加を認める場合もあります.右心不全の場合は,静脈系のうっ血症状を認め,下腿浮腫や体内への水分貯留による体重増加が生じます.さらに,消化管のうっ血による腹部膨満や悪心・嘔吐などの消化管症状などが生じることがあります.これらの評価は,胸部X線や腹部CTにより,肺うっ血,腸管浮腫などの有無によって行います.心拍出量の低下による腎血流量減少に伴う腎前性腎不全といった腎機能障害や肝うっ血による肝機能障害を認める場合もあり,血液生化学検査の推移を評価することも重要です.また,これらの栄養状態を的確に簡易に評価できるものが簡易栄養状態評価表(Mini Nutrition Assessment®-Short Form:MNA®-SF)(図3)です.MNA®は,Vellas B,Guigoz Yによって提唱された問診票を主体とす

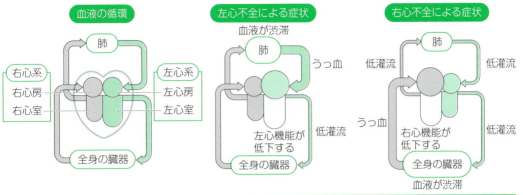

図1　左心不全と右心不全

（Verissimo P et al：PLoS One **10**：e0118218, 2015 より改変）

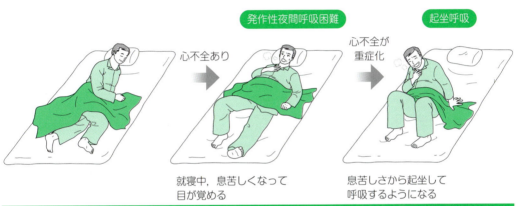

図2　心不全による呼吸困難と起坐呼吸

（Guigoz Y et al：Mini Nutritional Assessment；a practical assessment tool for grading the nutritional state of elderly patients. Facts and Research in Gerontology 1994, Gaunt Inc, Holmes Beach, pp15-59, 1994 より）

る簡便なスクリーニング法であり，1994年に妥当な方法であることが報告されています[3)]．「食事摂取量減少」「体重減少」「移動性」「精神的ストレス・急性疾患」「神経・精神的問題の有無」「BMI」の質問項目で構成されており，BMIの測定が不可能な場合は「ふくらはぎ周囲長」の計測値を用います．各項目の合計スコアにより，栄養状態を3段階で評価する，簡便かつ迅速なスクリーニングツールとして知られています．基本的には65歳以上の高齢者を対象としたものです．

2　栄養計画のポイント

心不全による体重減少や筋肉量の低下を呈する場合は，十分な栄養摂取量の確保が重要です．しかし，呼吸困難，倦怠感など，さまざまな原因により食欲不振が生じる場合が多く，栄養一次情報と食欲不振の原因をもとに，栄養計画を立て栄養管理を行います．まず，食事摂取状況に応じて食事量の調整や嗜好への対応，適正な食事形態の調整など，食事の個別対応を行います．また，栄養状態を維持・改善するために食事を摂る必要性や，栄養摂取の意義の説明など，栄養教育を通じて食事摂取の促しを図ります．しかし，心不全による肺うっ血の影響で，食事開始後の疲労感や息切れなどを認める場合は，咀嚼回数を減

I. 実践編：心不全のあたらしいケアと管理

簡易栄養状態評価表
Mini Nutritional Assessment-Short Form
MNA®

Nestlé NutritionInstitute

氏名：

性別：　　　年齢：　　　体重：　　　kg　身長：　　　cm　調査日：

下の□欄に適切な数値を記入し、それらを加算してスクリーニング値を算出する。

スクリーニング

A 過去3ヶ月間で食欲不振、消化器系の問題、そしゃく・嚥下困難などで食事量が減少しましたか？
- 0 = 著しい食事量の減少
- 1 = 中等度の食事量の減少
- 2 = 食事量の減少なし

B 過去3ヶ月間で体重の減少がありましたか？
- 0 = 3 kg 以上の減少
- 1 = わからない
- 2 = 1〜3 kg の減少
- 3 = 体重減少なし

C 自力で歩けますか？
- 0 = 寝たきりまたは車椅子を常時使用
- 1 = ベッドや車椅子を離れられるが、歩いて外出はできない
- 2 = 自由に歩いて外出できる

D 過去3ヶ月間で精神的ストレスや急性疾患を経験しましたか？
- 0 = はい　　2 = いいえ

E 神経・精神的問題の有無
- 0 = 強度認知症またはうつ状態
- 1 = 中程度の認知症
- 2 = 精神的問題なし

F1 BMI (kg/m²)：体重(kg)÷身長(m)²
- 0 = BMI が19 未満
- 1 = BMI が19 以上、21 未満
- 2 = BMI が21 以上、23 未満
- 3 = BMI が23 以上

BMIが測定できない方は、F1 の代わりにF2 に回答してください。
BMIが測定できる方は、F1 のみに回答し、F2 には記入しないでください。

F2 ふくらはぎの周囲長(cm)：CC
- 0 = 31cm未満
- 3 = 31cm以上

スクリーニング値
(最大：14ポイント)

- **12-14 ポイント：** 栄養状態良好
- **8-11 ポイント：** 低栄養のおそれあり (At risk)
- **0-7 ポイント：** 低栄養

Ref.　Vellas B, Villars H, Abellan G, et al. *Overview of the MNA® - Its History and Challenges*. J Nutr Health Aging 2006;10:456-465.
Rubenstein LZ, Harker JO, Salva A, Guigoz Y, Vellas B. *Screening for Undernutrition in Geriatric Practice: Developing the Short-Form Mini Nutritional Assessment (MNA-SF)*. J. Geront 2001;56A: M366-377.
Guigoz Y. *The Mini-Nutritional Assessment (MNA®) Review of the Literature - What does it tell us?* J Nutr Health Aging 2006; 10:466-487.
Kaiser MJ, Bauer JM, Ramsch C, et al. *Validation of the Mini Nutritional Assessment Short-Form (MNA®-SF): A practical tool for identification of nutritional status.* J Nutr Health Aging 2009; 13:782-788.
® Société des Produits Nestlé, S.A., Vevey, Switzerland, Trademark Owners
© Nestlé, 1994, Revision 2009. N67200 12/99 10M
さらに詳しい情報をお知りになりたい方は、www.mna-elderly.com にアクセスしてください。

図3　MNA®-SF

少させる目的で形態調整を行うことや，少量で高カロリーの栄養補助食品などの利用を検討します．その際，提供する食事量は半分量程度とし，栄養補助食品の量を調整することで必要栄養量の確保する方法も有効です．消化管のうっ血が疑われる場合は，食事開始後の消化器症状に応じた栄養管理が重要です．悪心や嘔吐が認められる場合は，薬剤師と相談し制吐薬の推奨なども考慮します．下痢が生じる場合は，より消化吸収が容易な食事内容に調整を行い，排便状況の観察を行います．経鼻胃管による経腸栄養法を選択する場合は，投与開始時の消化管のうっ血，腸管浮腫の有無のアセスメントを行います．投与後の下痢のリスクが高いと評価される場合は，投与方法，時間，使用する濃厚流動食などの調整を考慮する必要があります．

近森病院では，下痢のリスクが高い場合は，少量24時間持続投与を選択することが多く，使用する栄養剤も消化態栄養剤か半消化態栄養剤を病態に応じて選択しています．腎前性腎不全が認められる場合は，その期間や食事摂取状況にもよりますが，食事由来の蛋白質量が過剰にならないよう調整し食事提供を行います．

3 モニタリングのポイント

心不全疾患の場合，体重の増減だけではなく体構成成分の変化に注目し，浮腫の増減や体重変動の推移のモニタリングを行います．身体計測値にて骨格筋の減少を評価し，日常のADLの変動を観察します．骨格筋の減少を認める場合は，適正な栄養摂取と同時にリハビリテーションによって活動量の増加させることが重要です．しかし，運動中には交感神経活性が増加し，心拍数，血圧が上昇します．リハビリテーションによる心臓に対する過大な負荷が心不全を助長することも考えられるため，リハビリテーションスタッフとも相談し，心不全の病態に応じてリハビリテーション強度を検討していきます．食事形態の調整を行った場合は，食事摂取状況を観察し，食事による疲労感や倦怠感，嚥下機能などを評価します．高齢者の嚥下機能障害を有する場合，不顕性誤嚥を認める場合があるため，食事後の喀痰の量や発熱の有無などの評価も重要です．栄養補助食品を利用する場合は，嗜好や食事摂取状況，嚥下機能，病態などに応じて，種類や提供量・回数を決定し，毎食時に摂取状況の評価を行い，適正な提供方法を検討します．栄養教育に対する理解度，関心などを日常の会話の中から読み取るようにして個々の意欲や知識に応じ進め方を検討していきます．

うっ血の評価は，胸部X線や酸素投与量，末梢血管の酸素飽和度などの推移を把握することで行います．消化器症状に対しては，毎日の排便状況や腹部の張り，腸蠕動音などを観察しトラブルがないよう食事内容や経腸栄養の投与方法などを調整していきます．腎機能障害，肝機能障害を認める場合は，日々の血液生化学検査や尿検査の数値を評価し，その他循環血液量や心拍出量の評価としては，心エコー，血圧，脈拍などのバイタルサインの推移を観察します．また，日々の摂取水分量と尿量を測定することで，水分出納を把握し，水分制限や輸液投与量の調整などの参考とします．

b 他職種との協同

心不全の運動療法の効果はさまざまで，運動耐用能の改善のほか，左室機能，冠循環の改善やQOL，抑うつの改善などがあげられます．長期臥床，過剰の安静療法を避け，リハビリテーションにより適度な強さの運動を繰り返すことが効果的です．栄養状態の維持・改善，骨格筋減少予防の面からも，リハビリテーションによる活動量の増加が有効で

あり，安静度の有無を確認し理学療法士が離床を進めていきます．栄養士は，リハビリテーションによる活動量を考慮し，適正栄養量の検討を行い調整していきます．

心不全では，一日に摂取できる水分量の制限を要することがあります．日々の水分出納は心不全の病態や自覚症状に大きく影響するため，摂取した水分量と排泄された尿量の変動を把握することが重要です．一日に摂取した水分量は，輸液投与量と飲水量，食事自体に含まれている水分量の総和です．毎日の総摂取水分量を計算しカルテに提示し，尿量や胸部X線，浮腫の程度を含めて主治医や看護師らと適正水分摂取量について日々評価していきます．

食欲不振を生じる場合は食事調整など個別対応を行い，さらに摂取不良が持続する場合，栄養補助食品の付加も考慮します．毎食の摂取状況の評価や希望を直接聞き取り，看護師を通じて情報収集を行います．栄養補助食品を提供する場合は，看護師と連携し摂取を促したり，食事時間外に摂取を希望する場合でも，すぐに対応できるよう調整します．

心不全が影響する食欲不振の原因を把握し，食欲不振が認められる症例ではその原因を明確にする必要性があります．一般的には慢性心不全の場合は，消費エネルギー量が大きいため食欲不振が不足栄養素を生み出し予後を増悪していると思われます．食欲不振の原因に対して，多職種でその対応を検討し実行します．食事形態や食事量の調整，必要であれば栄養補助食品の利用が有効であり，また，心不全が原因で生じる病態は，浮腫や呼吸苦，下痢などさまざまで，それぞれの症状がどのように心不全と関わりがあるのかを理解することが重要であると思われます．

文 献

1) Montgomery TD：Nutrition assessment, care, and considerations of ventricular assist device patients. Nutr Clin Pract **27**：352-362, 2012
2) Verissimo P et al：High prevalence of respiratory muscle weakness in hospitalized acute heart failure elderly patients. PLoS One **10**：e0118218, 2015
3) Guigoz Y et al：Mini Nutritional Assessment：a practical assessment tool for grading the nutritional state of elderly patients. Facts and Research in Gerontology 1994, Gaunt Inc, Holmes Beach, pp15-59, 1994

4 理学療法士に任せろ—リハビリテーションを成功させるコツ

a 心臓リハビリテーションとは

心臓リハビリテーション[1]は心血管疾患患者の身体的・心理的・社会的・職業的状態を改善し，基礎にある動脈硬化や心不全の病態の進行を抑制あるいは軽減し，再発・再入院・死亡を減少させ，快適で活動的な生活を実現することを目指しています．個々の患者の医学的評価，運動処方に基づく運動療法，冠リスク因子是正，患者教育およびカウンセリング，最適薬物療法を多職種チームが協調して実践する長期にわたる多面的・包括的プログラムです．

b リハビリテーションの成功とは

本項では，包括的プログラムの一つである「運動療法」が急性期から維持期までシームレスに実施できることを「成功」と定義します．医療の質の評価は，Donabedian[2]による3概念，ストラクチャー（構造），プロセス（過程），アウトカム（結果）で考えられています（表1）．臨床ではアウトカムが重要視されることがありますが，ストラクチャーやプロセスがなければアウトカムは得られません．たとえば，心臓リハビリテーションのスタッフが配置され，ガイドラインが作成されていても（ストラクチャー），実際に運動療法が実施されなければ（プロセス），運動療法の効果は現れません（アウトカム）．リハビリテーションの成功には，この3概念を監視して評価するシステムが必要です．以下にこの3概念に合わせて運動療法を確認します．

c リハビリテーションを成功させるシステム

1 ストラクチャー（構造）

心臓リハビリテーションのスタッフを配置することが大切です．運動療法は状態に合わせて計画します．わが国では，日本循環器学会の「心血管疾患におけるリハビリテーショ

表1 Donabedian[2]による3概念と心臓リハビリテーションの例（私見）

3概念	例
ストラクチャー（構造）	● 心臓リハビリテーションのスタッフ（医師，薬剤師，看護師，栄養士，MSW，臨床心理士，理学療法士）がいる ● 心臓リハビリテーションのガイドラインがある ● カンファレンスが定期的にある
プロセス（過程）	● もれなく全症例に介入できているか ● 急性期から維持期まで介入しているか ● 運動処方はガイドラインに準拠しているか ● 目標を定めて介入しているか ● 目標はチームで共有されているか ● 運動療法は安全に行われているか ● 定期的に評価され見直しがされているか ● 評価結果は情報共有されているか
アウトカム（結果）	● プロセスがもれなく実施され，そのアウトプットにより目標は達成されたか

I. 実践編:心不全のあたらしいケアと管理

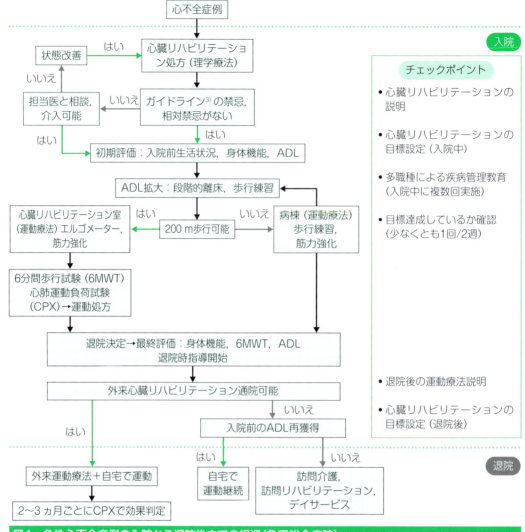

図1 急性心不全症例の入院から退院後までの経過(亀田総合病院)

ンに関するガイドライン」[3]が発行されており,学会ホームページより閲覧可能です.カンファレンスは定期的に開催し,チーム全体で情報を共有します.

2 プロセス(過程)

　もれなく実施できるような仕組みをつくることが大切です.亀田総合病院では,心不全で入院すると同時に理学療法が処方されます.医学的情報収集として,どのような原因で入院してきたか,現在どのような治療が行われているのかを確認し,運動機能や日常生活動作(ADL)は入院前の心不全の状態確認により現状とのギャップを評価します.状態が安定すれば可及的早期より介入して不要な廃用症候群を予防し,退院後も継続して運動療法が継続できるように指導します.ガイドライン[3]は,心不全症例に対する運動療法の禁忌や運動処方を確認することができます.相対禁忌で理学療法介入の判断に迷う場合や,病状が不安定な場合は,担当医師と相談して運動負荷を調整します.

　亀田総合病院ではリスク管理として,毎朝行われているカンファレンスに理学療法士も参加し情報を共有しています.急性期は病状が変化することもあり,毎朝決まった時間に

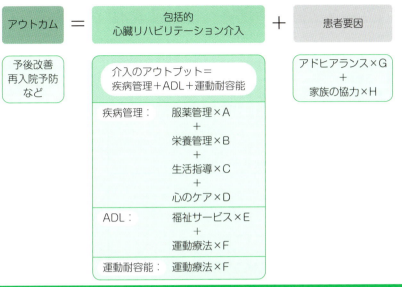

図2 リハビリテーションのアウトカム例

医師や看護師と病態を共有することは大切です．心臓リハビリテーションのカンファレンスは毎週1回行います．カンファレンスでは，定期評価としてADLや運動耐容能などの運動療法の結果がどのように変化しているか確認し，チームで共有して，それがどのようにアウトカムに影響するかを確認します．亀田総合病院の心不全症例に対する介入プロセスを図1に示します．

3 アウトカム（結果）

プロセスを遂行した結果は，評価指標で確認することが大切です．心不全の運動療法のアウトカムとして，予後改善と再入院予防があります．心肺運動負荷試験（CPX）の最大酸素摂取量（peakVO$_2$）は予後予測指標であり，peakVO$_2$ 14 mL/kg/分を下回ると予後不良で，18 mL/kg/分を上回ると良好であると報告[4]されています．また，入院時や退院後のADLが低いと再入院が増加する可能性があることが報告[5,6]されており，評価指標として有用と考えます．しかし，運動耐容能やADLなどの結果が良好であっても，その他の要因が不良であれば，良好なアウトカムは望めません（図2）．各専門職の介入が症例にどのように影響するか，チームと患者（家族）とで情報共有し，介入する必要があります．

d 心不全症例に対する運動療法のエビデンス

ガイドライン[3]では，運動耐容能の低下を示す慢性心不全患者への自覚症状の改善および運動耐容能の改善を目的とした運動療法の実施が推奨されています（ClassⅠ，エビデンスレベルA）．しかし，急性心不全に対する運動療法介入の効果は十分に検証されておらず，ガイドライン[3]でも，退院後の運動療法への継続についての動機づけをすることが大切であると記載されているのみです．安定期の運動療法にはエビデンスが示されており，退院後に外来での運動療法が継続できるよう入院期間内で指導することが重要となります．

表2 運動負荷試験の禁忌

絶対禁忌	● 2日以内の急性心筋梗塞 ● 内科治療により安定していない不安定狭心症 ● 自覚症状または血行動態の原因となるコントロール不良の不整脈 ● 症候性の高度大動脈弁狭心症 ● コントロール不良の症候性心不全 ● 急性の心筋炎または肺塞栓 ● 急性の心筋炎または心膜炎 ● 急性大動脈解離 ● 意思疎通の行えない精神疾患
相対禁忌	● 左冠動脈主幹部の狭窄 ● 中等度の狭窄性弁膜症 ● 電解質異常 ● 重度高血圧 ● 頻脈性不整脈または徐脈性不整脈 ● 肥大型心筋症またはその他の流出路狭窄 ● 運動負荷が十分に行えないような精神的または身体的障害 ● 高度房室ブロック

原則として収縮期血圧＞200 mmHg, または拡張期血圧＞110 mmHg, あるいはその両方が推奨されている.

(Fletcher GF et al：Circulation **104**：1694, 2001 より作成)

表4 Borg指数 (rating perceived exertion：RPE)

20	もう限界
19	非常にきつい
18	
17	かなりつらい
16	
15	つらい
14	
13	ややつらい
12	
11	楽である
10	
9	かなり楽である
8	
7	非常に楽である
6	

(Borg GA：Exerc Sport Sci Rev **2**：131, 1974 より作成)

表3 心不全の運動療法における運動処方

運動の種類	● 歩行(初期は屋内監視下), 自転車エルゴメータ, 軽いエアロビクス体操, 低強度レジスタンス運動 ● 心不全患者には, ジョギング, 水泳, 激しいエアロビクスダンスは推奨されない
運動強度	【開始初期】 ● 屋内歩行50～80 m/分×5～10分間または自転車エルゴメータ10～20 W×5～10分間程度から開始する ● 自覚症状や身体所見をめやすにして1ヵ月程度をかけて時間と強度を徐々に増量する ● 簡便法として, 安静時HR＋30 bpm(β遮断薬投与例では安静時HR＋20 bpm)を目標HRとする方法もある 【安定期到達目標】 a) 最高酸素摂取量(peak $\dot{V}O_2$)の40～60％のレベルまたは嫌気性代謝閾値(AT)レベルのHR b) 心拍数予備能(HR reserve)の30～50％, または最大HRの50～70％ ● Karvonenの式([最高HR－安静時HR]×κ＋安静時HR)において, 軽症(NYHA I～II)ではκ＝0.4～0.5, 中等症～重症(NYHA III)ではκ＝0.3～0.4 c) Borg指数11～13(自覚的運動強度「楽である～ややつらい」)のレベル
運動持続時間	● 1回5～10分×1日2回程度から開始, 1日30～60分(1回20～30分×1日2回)まで徐々に増加させる
頻度	● 週3～5回(重症例では週3回, 軽症例では週5回まで増加させてもよい) ● 週2～3回程度, 低強度レジスタンス運動を併用してもよい
注意事項	● 開始初期1ヵ月間は特に低強度とし, 心不全の増悪に注意する ● 原則として開始初期は監視型, 安定期では監視型と非監視型(在宅運動療法)との併用とする ● 経過中は, 常に自覚症状, 体重, 血中BNPの変化に留意する

〔循環器病の診断と治療に関するガイドライン(2011年度合同研究班報告), 心血管疾患におけるリハビリテーションに関するガイドライン(2012年改訂版), 日本循環器学会ホームページ公開(http://www.j-circ.or.jp/guideline/pdf/JCS2012_nohara_h.pdf)(2015年10月閲覧)〕

e 心不全症例の運動療法

安静時にも呼吸困難などの症状がある急性心不全症例[7]や, 人工呼吸器やintraaortic

表5 心不全症例に対する筋力強化練習の推奨

プログラム	目的	タイプ	強度	回数	運動量
Step I (pre-training)	● 正しい方法を学ぶ ● 感覚を覚える ● 筋のコーディネーションを改善	ダイナミック	＜30％1RM RPE＜12	5〜10	2〜3セッション/週 1〜3サーキット/セッション
Step II (resistance/endurance training)	● 局所有酸素持久力 ● 筋のコーディネーションを改善	ダイナミック	30〜40％1RM RPE 12〜13	12〜25	2〜3セッション/週 1サーキット/セッション
Step III (strength training muscle build-up training)	● 筋肥大 ● 筋のコーディネーションを改善	ダイナミック	40〜60％1RM RPE 15	8〜15	2〜3セッション/週 1サーキット/セッション

（Piepoli et al：Eur J Heart Fail **13**：347, 2011 より作成）

balloon pumping（IABP）などによって管理されている症例には運動療法は実施しません．安静時の症状がなければ，段階的に離床を進めます．急性心不全症例に対する運動療法の目的は，以下の3つにまとめられます．

① 早期に離床し過剰な安静の弊害を予防します．
② 包括的なプログラムを開始し，安全な退院や社会復帰を目指します．
③ 退院後も外来リハビリテーションを利用して，運動療法を継続できるように指導します．

運動療法の適応となるのは，安定期にあるコントロールされた慢性心不全症例[2]です．運動療法の絶対禁忌（140頁，表1参照）がないことを確認して運動療法を開始します．相対禁忌の場合は，循環器内科医と運動療法の介入を検討します．

f 心不全の運動療法における運動処方

亀田総合病院では200 mの病棟歩行が可能となり，ガイドライン[8]で推奨される運動負荷試験の禁忌（表2）がなければCPXを実施し，心不全患者に対する運動処方を示します（表3）．CPXが実施可能であれば，嫌気性代謝閾値（AT）レベルでの運動処方を行い2〜3ヵ月ごとに効果判定します．心不全で入院している高齢者の中には，脳血管疾患や整形外科疾患の合併によりCPXを実施できないこともあります．CPXを実施できない症例では，Karvonenの式から求めた目標心拍数やBorg指数[9]（表4）を用いた運動処方を行います．筋力強化[10]は，目的を定めてpre-trainingから開始し，resistance/endurance trainingへと症例に合わせて強度を決定して実施します（表5）．

文 献

1) 日本心臓リハビリテーション学会：日本心臓リハビリテーション学会ステートメント（http://square.umin.ac.jp/jacr/statement/index.html）
2) Donabedian A：Quality of care；problems of measurement. II. Some issues in evaluating the quality of nursing care. Am J Public Health Nations Health **59**：1833-1836, 1969
3) 循環器病の診断と治療に関するガイドライン（2011年度合同研究班報告），心血管疾患におけるリハビリテーションに関するガイドライン（2012年改訂版）．日本循環器学会ホームページ公開のみ（http://www.j-circ.or.jp/guideline/pdf/JCS2012_nohara_h.pdf）（2015年10月閲覧）
4) Opasich C et al：Peak exercise oxygen consumption in chronic heart failure；toward efficient use in the individual patient. J Am Coll Cardiol **31**：766-775, 1998

5) Hoyer EH : Functional status impairment is associated with unplanned readmissions. Arch Phys Med Rehabil **94** : 1951-1958, 2013
6) Yamada S et al : Functional limitations predict the risk of rehospitalization among patients with chronic heart failure. Circ J **76** : 1654-1661, 2012
7) 循環器病の診断と治療に関するガイドライン．急性心不全ガイドライン（2011年改訂版）．日本循環器学会ホームページ公開のみ（http://www.j-circ.or.jp/guideline/pdf/JCS2011_izumi_h.pdf）（2015年10月閲覧）
8) Fletcher GF et al : Exercise standards for testing and training : a statement for healthcare professionals from the American Heart Association. Circulation **104** : 1694-1740, 2001
9) Borg GA : Perceived exertion. Exerc Sport Sci Rev **2** : 131-153, 1974
10) Piepoli MF et al : Exercise training in heart failure from theory to practice. A consensus document of the Heart Failure Association and the European Association for Cardiovascular Prevention and Rehabilitation. Eur J Heart Fail **13** : 347-357, 2011

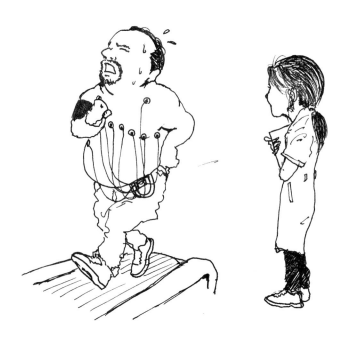

5 みんなで支援―再入院を減らす退院指導

　慢性心不全患者の再入院を減らし，安定した状態で一日でも長く在宅で生活していくためには，ガイドラインに基づいた適切な治療を行うとともに，服薬アドヒアランスの向上，食事・水分制限や感染症予防のための生活習慣の改善など，患者一人ひとりに合わせた"オーダーメイド"の指導が大切です．また，社会の高齢化に伴い，患者だけではセルフケアを十分に実施できない症例を臨床でも数多く経験します．したがって患者はもちろん，家族および重要他者をも巻き込み，それを囲む多職種が一丸となって支援・指導していくことが必要となります．

a 指導をする前の"心構え"はこれだ！

　心不全患者の中に，塩分の摂りすぎや水分過多などで心不全が増悪し，再入院してくる患者がいるのを，私たちはよく目の当たりにします．このような場面で，スタッフは「またあの患者さん入院してきたよ．アドヒアランスが悪いから…」などと"レッテル"を貼り，患者を顧みず一方的な指導をしてしまいがちです．しかし，本当にアドヒアランスが悪い患者といえるのでしょうか．長年培ってきた生活習慣を変えることは，簡単ではないはずです．私たちは患者指導をするうえで「簡単ではないことを強いている」ということを決して忘れてはなりません．患者が指導した制限を守れないのは患者の自己管理能力やアドヒアランスの善し悪しだけの問題ではなく，私たちスタッフがその患者を十分に理解していないがために患者個々人に見合った方法で指導ができていないことや患者とともに目標を考えられていないことなども，原因の一つであると考えられます．患者と同じ目線に立ち，どうしたら行動変容につなげることができるのか，患者とともに模索していくことがとても大切です．

b まずは"情報収集"を丁寧にしよう！（図1）

　患者一人ひとりに合わせたオーダーメイドの指導を可能にするため，まずは身体的・精神的・社会的側面について，丁寧に情報収集を行います．情報収集にはとても時間がかかりますが，入院前の生活はもちろん，患者の今まで生きてきた歴史について耳を傾け，ともに語り合う中で，患者との信頼関係を形成していくように努めます．同時に，食習慣や運動習慣，処方された内服薬の服用状況についてなど，入院前の生活を振り返ることで，どこに問題が潜んでいるのか明らかにし，どの部分に積極的にアプローチしていくのかなど，実際に指導を実践するときの優先順位を考えていきます．

c 再入院をさせない退院指導の"コツ"とは？

1 "資材は1つ"各職種共通で使おう

　再入院を予防するには，退院した後，患者が自分の体調をチェックし，体調に応じた適切な対処行動がとれるよう教育していくことが重要です．教育資材はチームの各職種が共通して使用でき，誰が見てもポイントがわかりやすいようイラストを多く使用したものを選択します（亀田総合病院で使用している手帳は15頁，図3参照）．

I. 実践編：心不全のあたらしいケアと管理

身体的側面について
- 心不全のもととなる疾患は？（　　　　　　　　　　　　　　　　）
- 心不全の増悪因子は？（　　　　　　　　　　　　　　　　　　　）
- 入院時のBNPは？（　　　　　　　　　　　　　　　　　　　　　）
- 心エコー所見は？（　　　　　　　　　　　　　　　　　　　　　）
- 心不全での入院歴は？（初回/再入院歴あり：　　　回目）
- 入院前いつから心不全兆候があったか？
  > 入院（　　）日前から
    - 体重増加（あり/なし）
    - 呼吸困難（あり/なし）
    - 夜間頻尿（あり/なし）
    - 浮　腫（あり/なし）
    - 起坐呼吸（あり/なし）
    - その他，気づいたことは？（　　　　　　　　　　　　　　　）
- 冠リスク因子は？（　　　　　　　　　　　　　　　　　　　　　）

> 何が原因で心不全が増悪したのか？原因を明らかにして予防可能な部分にアプローチしていこう！

> 心不全増悪の兆候としていろいろな症状に気づくことができていたかな？そんな視点で情報収集するとセルフケア行動の指導にもつなげていくことができる！

生活習慣について
- 食事について
  - 誰が調理していたか？
  - 味つけの濃さや好き嫌いについては？
  - 間食の有無は？
- 嗜好品の有無は？
  - 喫煙（あり/なし）（ある→　本/日・何年間？）
  - 飲酒（あり/なし）（ある→飲酒量　　/日）
- 活動内容および運動習慣について
  - 仕事内容は？（デスクワーク：　　　　　or 力仕事：　　　　）
  - 労働時間および休憩時間は？（　：　　～　：　　）休憩は（　）時間
  - 勤務回数は？（　回/週）
  - 通勤手段は？（車/自転車/徒歩/電車/その他）
  - 運動習慣の有無および内容は？（あり/なし）（ある→運動内容：　　）
  - 趣味は？
- 休息について
  - 睡眠時間は？（　：　　～　：　　）
  - 不眠の有無は？（あり/なし）
  - 睡眠時の体位は？（仰向けで眠れますか？）
  - 眠前薬の有無は？
- 排泄について
  - 夜間の排尿回数は？（　　）回
  - 便秘の有無は？（あり/なし）（　日/回）
  - 排便コントロールの有無は？
- 入院前のセルフケア行動について
  - 体重測定（あり/なし）
  - 血圧測定（あり/なし）
  - 水分管理（あり/なし）
  - 内服薬（あり/なし）内服管理（自己/家族）内服忘れ（あり/なし）

> 誰が調理していたのか確認して，誰に指導が必要かを考えてみよう！

> 運動習慣がない場合，日常生活の中にいかに活動を取り入れられるか？一緒に考えていくことが活動を増やす"鍵"となります！

> 再入院予防には、セルフケア行動がとても重要な"鍵"となります！ちなみに，欧州で開発された心不全患者のセルフケア行動を評価する尺度は信頼性も確認されているため，海外では広く利用されています！

（つづく）

(つづき)

```
精神的側面について
 ● 性格的傾向は？
 ● 認知力低下の有無は？（あり/なし）（MMSE：　点）
 ● 不安なことは？
 ● 生きがいやこれだけはゆずれないことは？
 ● 疾患に対する理解はどうか？
 ● 治療および指導に対する取り組みは？（協力的/非協力的）

社会的側面について
 ● 家の構造は？（平屋/2階建て/その他）（生活の中心は：　階）
 ● 家族構成は？（独居/　人暮らし/高齢者世帯/その他：　）
 ● 精神的支援者は誰か？
 ● 介護保険申請（あり/なし）（あり→介護度：　）
 ● ケアマネの有無（あり/なし）（あり：　　さん）
 ● すでに利用しているサービスの有無（あり/なし）（あり：　）

今後の指導について
 ● 指導対象は？（本人or家族：　/ 本人＋家族：　）
 ● 指導に対する希望の有無は？
```

> パーソナリティを知ることでどのような指導が適切か？また本人だけでなく家族も一緒に指導したほうがよいかなど検討します！

> 高齢者世帯など再入院のリスクを評価し，必要であれば訪問看護導入を検討．早期に在宅看護へとつなげていきます！

図1　情報収集項目

2　入院中から退院後の生活を視野に入れ「記録日誌」をつける習慣を

　退院後，患者みずから疾病管理ができるように，急性期を脱して症状の安定が得られた早期から，退院後も継続して使用する記録日誌を用いて体重や浮腫などセルフモニタリング項目を一緒にチェックしていきます．入院中から症状をモニタリングし，記録日誌に記入していくことで患者の個別性に応じた指導が可能になります（亀田総合病院で使用している記録日誌は15頁，図4参照）．

3　目標は"患者さんと一緒に"決めよう

　退院後，実際に指導された内容を実践していくのは他でもない患者自身です．チームの求める「こうなって欲しい患者像」を目標に掲げるのではなく，患者の実生活を踏まえ，実現可能な目標を立案していくことが成功の鍵です．入院前の生活を踏まえて，なぜ心不全が増悪したのかを患者とともに考えていくことで，実生活の中で無理なく実施できる改善策を提案していくことができます．

4　「あれもこれもダメ！」ではなく"可能な範囲内でOK！"を提示していこう

　今まで自由に生活してきた患者にとって，心不全における生活指導は，多くのことに"制限"を強いられてしまうのが現実ではないでしょうか．「あれもダメ！これもダメ！」といわれては，退院後の生活に嫌気がさし，その人らしい生活を送ることができなくなってしまいます．嗜好品など患者がこれだけはゆずれないものがある場合，すべてを禁止するのではなく，代替案を一緒に考えていきます．たとえば「お新香が大好きで，毎食必ず食べる」といった場合，実際に食べているお新香を聞き，一日の塩分量を計算・提示し「毎食ではなく一食にする」「他の部分で塩分をカットする」など，実際に各食品の塩分含有量などを示しながら，具体的な案を提案していきます．強いられる制限の中で，自分らしい生活

を送ることができるよう，できるかぎり負担やストレスを軽減できる方法を，患者と一緒に考えていきましょう．

5 欲張らず"1つだけ"持って帰ってもらおう

　指導した項目すべてを理解し，退院後すべての項目を順守してもらうことは多くの患者にとって無理難題です．すべてを望むのではなく「これだけは，持って帰ってもらう」項目を，アセスメントすることが大切です．患者個々によって増悪因子や入院前の生活状況など異なります．患者とともに入院前の生活習慣を振り返り「これだけは守ってもらいたい！」というポイントを模索し，1つだけでも持ち帰って実践できるよう指導していくことが成功への第一歩です．

　リアルワールドで心不全とともに生きる患者と，その家族が抱える不安については計り知ることはできませんが，さまざまな側面において不安や苦悩が存在しているということを理解し，患者および家族の目線に立って"一緒に"歩んでいくことが大切です．

文献

1) 北風政史(監)：説明上手なナースになる！心臓病患者さんの生活・退院指導，メディカ出版，大阪，pp112-118，2011
2) 眞茅みゆきほか(編)：心不全ケア教本，メディカル・サイエンス・インターナショナル，東京，pp271-286，2012
3) 佐藤幸人(編)：CIRCULATION Up-to-Date Books 02　最強！心不全チーム医療―スペシャリスト集団になる！，メディカ出版，大阪，pp82-87，pp134-139，2014
4) 高岡勇子(監)：心不全看護 早見ガイド，日総研出版，名古屋，pp130-139，2013

C 地域ネットワークの構築と運営

1 地域ネットワークを構築するために必要な情報とは

本項では，慢性心不全を地域でケアするための地域ネットワークをつくるときに考えなくてはならない要因を明らかにし，そのために必要な情報をまとめました．

a 地域ごとの人口推移

わが国は現在，都市への人口集中とその結果としての地方の過疎とに大きく分かれています．地域ごとにネットワークのつくり方はおのずと変わってきますし目的も異なります．はじめに首都圏のベッドタウン，地方都市，過疎地域に分けて，それぞれの地域の特性を数字からみてみます．

図1は，いくつかの市町村の年齢構成を表しています．2010年に男女合わせて最も多く死亡した年齢は88歳です．この年齢のコホートを1として各年齢のコホート規模を相対的に示しています．大まかに，千葉県鴨川市や秋田県山本郡のような過疎地域では，いわゆる"団塊の世代"(当時61〜63歳)が88歳コホート比で約1.5倍程度，高知市や久慈市のような地方都市では2倍，さらに首都圏ベッドタウンでは約4倍以上となっています．つまり，今後の高齢者の増加は首都圏ほど激しいことがわかります．

b 地域ごとの慢性心不全患者数

図2は図1のデータをもとに慢性心不全患者数が2010年比でどう変化するかを2070年までOkuraらのデータ[1]に基づいて予測したものです．

今後，ほとんどの地域で心不全患者は増加します．しかし，現在すでに高齢化率が30％を超えている鴨川のような過疎地域では，患者数はこれからはほとんど増加しないことがわかります．一方，尼崎市や姫路市のような地方都市が1.2倍程度，相模原市や大宮市など首都圏のベッドタウンでは今後1.4倍程度に増加し，ピークは2035年前後にくると予想できます．

慢性心不全患者の実数としては，北里大学病院がある相模原市では現在約5,300人程度の心不全患者がいると推定され，2035年前後には約7,200人程度に増加すると推定されます．つまり心不全でCCU(心臓血管集中治療部)に入る患者もこのままでは1.4倍になることを示しており，CCU診療が危機に陥りかねません．一方，鴨川市では，2010年に400人だった慢性心不全患者数は2015年前後に410人となってピークを迎え，その後は減少の一途です．心不全患者は，図2に示したように，高齢化率20％前後の地域では，今後1.4倍に，25％前後の地域では1.2倍に，30％を超えるような地域では，逆に減少に転ずることが予想されます．人口についてのデータは，e-Stat (http://www.e-stat.go.jp/)から手に入ります．是非，みなさんの地域の心不全患者数がどのように変化するかを考えてみてください．

I. 実践編：心不全のあたらしいケアと管理

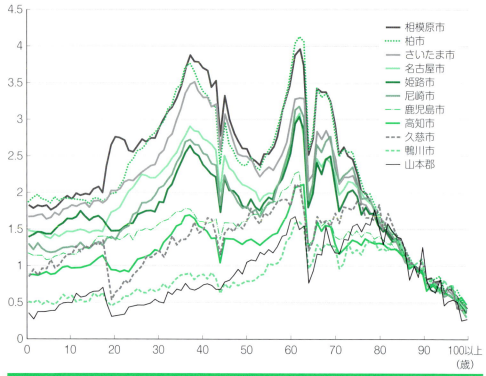

図1　2010年の88歳コホートを1としたときの各年齢の人口規模

(2010年国勢調査，第21回完全生命表より著者作成)

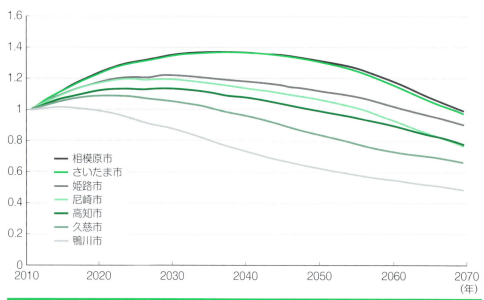

図2　各地の慢性心不全患者数の推移（2010年を1.0として）

c 地域の医療機関の構成

　医療機関の所在は，必ずしも人口に対してうまく配分されているわけではありません[2]．これからネットワークをつくろうとする地域の医療資源を把握し，どの規模でネットワークをつくる必要があるのかを考える必要があります．実際には，虚血性心疾患をきちんと扱うことのできる中核医療機関の数で，ある程度ネットワーク構成は規定されると考えられます．

　中核医療機関が地域に1つしかない場合には，その病院を中心に比較的簡単にネットワーク構築は進みます．多くの10万人以下の地方都市が1つの病院を核とする形態をとっています．

　一方で，これから最も問題となる首都圏のベッドタウンでは，大きな病院が複数あり，かつ，医師の出身大学もそれぞれ異なるという複雑な事情があります．また，患者は必ずしも地域を限定して受診しているわけではなく，複数の選択肢から，場合によっては医療圏を越えて受診しています．このような地域での地域連携の構築は中核医療機関が1つしかない地域とはかなり異なってきますし，むずかしい作業になります．

d 行政との整合性

　現在わが国では，地域包括ケアシステムの構築を進めています．これは，日本医師会と行政が中心に進めていく予定ですが，いまだ形はみえませんし，日本医師会の動きには地域によって大きな差があり，場合によってはなかなかネットワーク化が進まない可能性もあると思います．しかし，可能であれば慢性心不全の地域ネットワークをこの動きにきちんとのせていく必要がありますので行政の担当者に問い合わせ，進捗状況を確認してみましょう．

　以上，4つのことを念頭に置いて，また事前に調べて，次項のネットワークづくりを実践してみましょう．

文　献

1) Okura Y et al：Impending epidemic future projection of heart failure in Japan to the Year 2055, Circ J **72**：489-491, 2008
2) 石川雅俊ほか：「二次医療圏データベース」の構築と二次医療圏の人口構造や医療資源供給による特性分析．日医療経営会誌**7**：75-82, 2013

2　どのように地域ネットワークをつくるか

　地域によってネットワーク化の容易さは異なります．最もネットワーク化しやすいのが地方，ついで地方都市，最も困難なのが首都圏の大都市および周辺のベッドタウンでしょう．ここでは，このような大都市やベッドタウンを想定し，地域の特性を見据えたうえでネットワークを実現するにはどのように動けばよいのかを実践的に解説してみたいと思います．

a ネットワークを誰とつくるのか

　慢性心不全患者で最も増加するのは，85歳以上の男女です(図1)．85歳の男性ではその72％に配偶者がいますが，一方，85歳の女性で配偶者がいるのは20％にすぎません(図2)．配偶者がいない場合，核家族化が進んだ都市部では独居，もしくは施設入所となる可能性が高くなります．慢性心不全が進行した場合，この年代の女性患者の多くが，施設に入る可能性が高く，男性の場合には自宅で老老介護に陥る可能性が高いと予想されます．つまり，病院と診療所だけのネットワークでは不十分で，在宅医療を行う諸機関，つまり訪問看護，訪問リハビリテーション，介護支援事業所(ケアマネジャー)，居宅介護事業所(ホームヘルパー事業所)，グループホーム，小規模多機能事業所，老人保健施設，特別養護老人ホームとその嘱託医，有料老人ホーム，サービスつき高齢者住宅なども念頭にネットワーク化する必要があります．

b 地域ネットワークの目的をはっきりさせる

　地域のネットワーク化を推進する場合には，まず目的をはっきりとさせるべきです．
　筆者は，このように目的性のあるネットワークづくりでは，あたかも単一の機関で働いているような連携が必要だと考えています．心不全であれば，明確に再入院を予防できるようなネットワークの構築をしなければ意味がありません．介護職員など生活の近くにいる者と医師・看護師がどのように日常的に連携をするかが重要になるのです．
　このように，心不全の増悪を予防し再入院率を下げるという目的を定めた場合のネットワークでは，「a．ネットワークを誰とつくるのか」でも述べたように，施設や介護事業所との連携が不可欠です．そこで目標にすべきことの例として，①内服状況を把握し指導できること，②塩分制限などが守られているかどうかをモニターできること，③浮腫や体重増加，息切れなどの身体症状を早期に発見し，内服薬のコントロールにつなげること，などがあげられるでしょう．そして，生活の場として想定されるのは，きちんとした介護者がいる自宅，独居ではないが介護力のない自宅，独居の自宅，看護師がいる施設，看護師が不在の施設と分けてもよいでしょう．地域でのネットワーク化を進めるうえで，①～③にあげたような連携の目標をどの生活の場でまず行えるようにするのかを考えると，構築すべきネットワーク像がみえてくると思います．

c ネットワーク化を実行する

　筆者はこれまでの経験から，多職種多機関連携は心不全の再入院予防のような実効性のある連携には向かないと考えています．都市部で目指すべきは多職種少機関連携です[1]．

C. 地域ネットワークの構築と運営

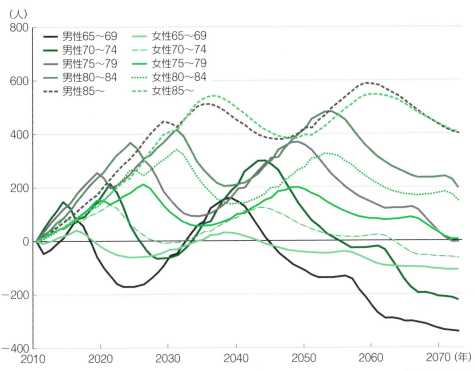

図1　相模原市における2010年を基準としたときの各年齢層の心不全患者の増減

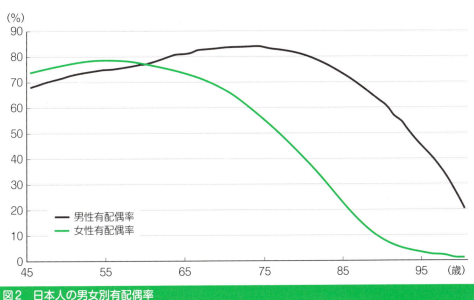

図2　日本人の男女別有配偶率

　実際，多くの在宅医療を熱心に行っている診療所の多くは少数の訪問看護と組んでいますし，場合によっては自前の訪問看護ステーションをもって重症者のケアにあたっています．
　地方では，機関数が少ないために多職種少機関連携は意識しなくても自然に成立します．しかし，都市部では誰かが意識的に動かなければ，自然に成立することはありません．

たとえば，みなさんの医療機関で100人の比較的不安定な心不全患者を抱えているとします．うち60人が自宅療養しており，20人にはしっかりした介護者がいないことがわかっているなら，まずはこの20人を特定の医療機関，訪問看護ステーション，介護事業所のチームに割り振ってお願いする，というような構想を立てる必要があります．この場合，一医療機関に5人ずつ割り振るとすれば，4ヵ所の診療所とその診療所とペアになる訪問看護ステーションが必要になります．闇雲に連携するのではなく，少数の信頼できる診療所や訪問看護とのネットワーク化を推進するという視点が必要です．

心不全の勉強会を開催し，何回か参加してくれた機関に個別に連携をもちかけるなどの方法をとる必要があるでしょう．

地域連携は顔のみえる関係ができれば動き出すと思っている方が多いのですが，それは幻想です．顔のみえる関係は必要条件ではありますが，十分条件ではないのです．そして，首都圏ベッドタウンの心不全患者は今後20年以内に1.4倍程度に増加します．今から，実効性のある連携をきちんとつくり，次項の「ゆみのハートクリニック」で試みられているような，患者の希望をきちんと把握し，希望されない治療を行わないような工夫が是非とも必要だと考えます．今後の連携は，治療をどのように行うかと同時に，患者がどのような治療を希望しているのかを真剣に聞き出し，無駄な治療を防ぐという視点も重要だと考えています．

文献

1) 小野沢滋：首都圏のベッドタウンの高齢化とその対策．社会福祉研究 **119**：46-56，2014

3　地域ネットワークの構築・運営例①

　ゆみのハートクリニックは，循環器疾患を中心に外来診療と在宅医療を行っています．在宅医療は，導入前から最期の看取りまで他機関との連携を通して行われます．2015年現在，ゆみのハートクリニックで在宅医療を行っている約8割の患者は，ケアマネジャーにより介護サービスを利用し，6割の患者は訪問看護ステーションと連携をしています．今回，ゆみのハートクリニックの在宅医療の実際をソーシャルワーカーの視点で，地域との連携に焦点をあてて紹介します．

a 在宅医療の開始

　ゆみのハートクリニックでは，ソーシャルワーカーが在宅医療に関する相談窓口となっています．在宅医療を開始した115件（調査期間：2013年4月1日〜2014年3月31日）の相談者の内訳を示します（図1）．

1 病院（医師，退院支援看護師，ソーシャルワーカー）からの相談

　最近は，退院支援に携わる看護師やソーシャルワーカーから相談が入ることが多くなっています．介護保険をはじめとする社会資源の活用，家族の介護力など，事前に情報提供を受け，病院で行われる退院カンファレンスに参加できるように調整します．退院カンファレンスへの参加により，①患者・家族と事前に顔合わせが行え，②病院医師・看護師から診療所の医師や訪問看護師への引き継ぎ，③在宅医療でのチームの一員となるケアマネジャーや訪問看護師との顔合わせが行えます．これらによりスムーズな在宅医療の開始につながっています．

2 ケアマネジャー，訪問看護師からの相談

　一人暮らしや高齢の夫婦二人の世帯で，通院が困難，また通院の介助ができる家族がいない，などの理由で相談が入ります．また認知症患者は自発的な受診行動に結びつかないこともあります．その際には家族と連絡をとり，かかりつけの医療機関がある場合にはその機関に情報提供の依頼を行い，在宅医療の開始に向けた調整を行います．

b 在宅医療における24時間電話コールの実態

　在宅医療では月に2回定期の往診（訪問診療）を行い，かつ24時間体制で電話を受けつけ，必要時には緊急往診を行います．心不全患者の24時間電話コール（調査期間：2013年3月1日〜2013年8月31日）で，通報者の内訳は図2が示すとおりです．その内容は，①病状対応の相談，②現状報告，③薬剤に関すること，④訪問日時の確認，⑤介護サービスの利用の確認，⑥書類関連の請求でした．訪問看護師，調剤薬局薬剤師，ケアマネジャーなど他機関に属する多職種との情報共有が必要ですが，現状としては，連絡手段として主に電話が用いられています．

c 意思決定への支援「リビングウィル調査票」の配布

　ゆみのハートクリニックでは，在宅医療を開始した患者・家族にアドバンス・ケア・プランニングの一環で事前指示書として「リビングウィル調査票」（図3）を用いています．ソーシャルワーカーが訪問開始時に行う患者家族との面接の際，回収の期限を設けず配布

I．実践編：心不全のあたらしいケアと管理

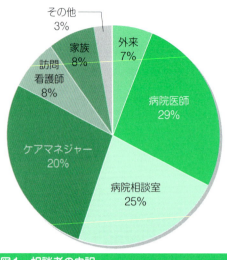

図1　相談者の内訳

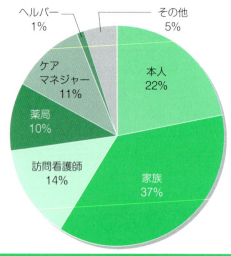

図2　通報者の内訳

---

1. **基本的な希望**（希望の項目をチェックしてください）
   ①痛みや苦痛について
   　□できるだけ抑えてほしい
   　□自然のままでいたい
   ②急変時対応について
   　□なるべく自宅で対応してもらいたい
   　□救急車を利用して，病院で対応してもらいたい
   　□その他（　　　　　　　　　　　　　　　　　　　　　）
   ③終末期を迎える場所について
   　□自宅
   　□医療施設
   　□その他（　　　　　　　　　　　　　　　　　　　　　）
   ④その他の希望
   　（　　　　　　　　　　　　　　　　　　　　　　　　　）

2. **終末期になったときの希望**（希望の項目をチェックしてください）
   ①心臓マッサージなどの心肺蘇生　　□希望する□希望しない□今はわからない
   ②延命のための人工呼吸器　　　　　□希望する□希望しない□今はわからない
   ③昇圧薬による血圧維持　　　　　　□希望する□希望しない□今はわからない
   ④胃ろうによる栄養補給　　　　　　□希望する□希望しない□今はわからない
   ⑤鼻チューブによる栄養補給　　　　□希望する□希望しない□今はわからない
   ⑥点滴による水分の補給　　　　　　□希望する□希望しない□今はわからない
   ⑦その他の希望
   　（　　　　　　　　　　　　　　　　　　　　　　　　　　　　）

3. **ご自分で希望する医療が判断できなくなったとき，主治医が相談すべき人はどなたですか．**
   　お名前（　　　　　　　　　　）ご関係（　　　　　　　）
   　ご住所（　　　　　　　　　　　　　　　　　　　　　　）
   　ご連絡先（　　　　　　　　　　　　　　　　　　　　　）

   -

   　　平成　　　年　　　月　　　日
   　　　患者様のお名前　＿＿＿＿＿＿＿＿＿＿＿＿＿＿＿＿
   　　　代筆者のお名前　＿＿＿＿＿＿＿＿＿＿＿＿＿＿＿＿　ご関係（　　　　　　　）

図3　リビングウィル調査票

C. 地域ネットワークの構築と運営

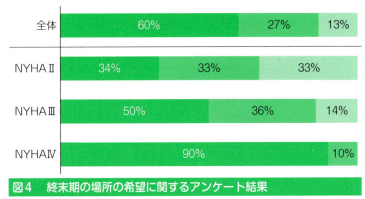

図4 終末期の場所の希望に関するアンケート結果

表1 終末期の場所の希望と実際（事前指示書があった9人）

No.	NYHA	年齢	性別	希望	実際
1	Ⅱ	89	女	医療施設	医療施設
2	Ⅱ	93	女	医療施設	医療施設
3	Ⅲ	78	男	医療施設	医療施設
4	Ⅲ	85	女	自宅	自宅
5	Ⅲ	81	男	医療施設	医療施設
6	Ⅲ	94	女	自宅	自宅
7	Ⅳ	65	男	自宅	自宅
8	Ⅳ	66	男	自宅	自宅
9	Ⅳ	90	男	自宅	自宅

を行っています．生活に関する話を聞く面接の場面の中で，患者家族の医療に関する希望を確認したい，という趣旨で配布します．慢性心不全患者30人（調査期間：2012年9月1日〜2013年9月30日）のリビングウィル調査票では，終末期の療養場所は心不全の重症度が高いほど自宅での最期を希望する割合が増えました（図4）．また死亡例となった9人の患者全員が希望していた場所で終末期を迎えることができました（表1）．この調査からは，病状の進行に伴い意向が変化する可能性があることが示唆されました．当初，どのタイミングで誰が配布するかという議論を行いましたが，意向は変化する，ということを前提に，導入時期にソーシャルワーカーが配布を行い，診療開始後はその意向をもとに病状に合わせてその都度医師・看護師が確認を行っています．

d 「心不全チーム医療カンファレンス」の開催

3ヵ月に1回，定期的に連携する訪問看護ステーション，ケアマネジャー，地域包括支援センター，病院医師，看護師，ソーシャルワーカーに参加を呼びかけ，「退院支援」「末期心不全患者の意思決定支援」など実際に経験した症例の検討会を行っています（図5）．それぞれの立場や職種によって視点が異なりますが，共通のテーマによるディスカッションを通して，その職域や専門性の違いを知り，そこから相互の理解が深まっています．また心不全チーム医療カンファレンスの開催は，同じ地域の中で働く，顔のみえる大切な機会となっています．

I. 実践編：心不全のあたらしいケアと管理

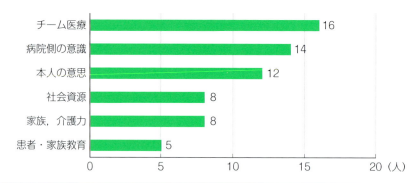

チーム医療	：病院と在宅との切れ目ない連携，医療と介護と福祉の密な連携，患者・家族を含めたカンファレンス，多職種間の共通認識・目標，多角的視点からのアプローチ
病院側の意識	：退院時の十分なアセスメント，在宅を見据えた介入，フォローの調整
社会資源	：医療，福祉，経済的資源，地域のサポート，支える人々の熱意，社会資源の情報提供
家族，介護力	：家族理解，家族のサポート，介護負担度
患者・家族教育	：心不全についての知識，サポートする職種の理解，どの程度理解しているかの把握

図5 心不全患者が，病院から在宅への移行の際に必要なこと（心不全チーム医療カンファレンスでのアンケート結果）

　心不全の在宅医療の現場は，他機関に所属する多職種との連携によって支えられています．その情報共有の方法は，退院カンファレンス，サービス担当者会議への参加，電話，ファックス，文書などを通じて行っています．今後は，information and communication technology（ICT）を使った情報共有の方法が期待されており，ゆみのハートクリニックでも試験的に導入しています．クリニックの相談窓口，意思決定への支援，カンファレンスなど情報共有の場の調整を通して，他機関にわたる多職種がチームとして機能するようコーディネートしていくことが，ソーシャルワーカーの大きな役割と考えています．

4 地域ネットワークの構築・運営②

a 心不全治療の現状と問題点

　急性心筋梗塞に対する冠動脈インターベンション治療の普及に伴い，急性期死亡例が激減しました．重症ポンプ失調例に対する補助循環装置の改良に伴い，急性心不全例の院内死亡も少なくなりました．これらは大変歓迎すべき事実でありますが，一方で退院後再入院を繰り返す患者が増え，医療現場スタッフがその対応に追われるようになりました．心不全患者では急性増悪を繰り返すごとに心機能障害が進行し，徐々に治療抵抗性に陥ることが指摘されています[1]．人口の高齢化に伴い循環器疾患患者の年齢層も高くなり，このことは特に心不全において顕著です．榊原記念病院では年間500例程度の心不全患者の入院がありますが，その内訳は65歳以上が84％，75歳以上が66％，最多年齢層は80〜84歳です．退院後90日以内にその内の1/4程度が再入院し，その半分が心不全増悪による入院であることがわかっています．心不全増悪の誘因としては，塩分・水分摂取過多が最も多く，服薬アドヒアランス低下，過労，感染などがこれに続きます．このような回避可能と思われる因子が42％の症例にみられました．

b 心不全診療におけるハートチーム

　従来，心不全患者の診療は医師と患者の一対一の関係で成り立っていました．しかし，日常診療において医師は多忙を極め，入院中に教育がなされないまま退院することが多かったのが実情です．外来においても，種々雑多な循環器疾患患者の中に埋もれ，3分間診療に終始していました．患者および家族もどのようなことに気をつければよいのかなど多くの疑問を抱えながら，多忙を極める担当医に質問もできないという状況が続いていました．患者と医師のコミュニケーション不足は，医師による患者の服薬状況の認識不足という事態もまねいています．このような現状に鑑み，多職種による介入の必要性が叫ばれるようになりました．心不全診療におけるハートチームの重要性が話題に上るようになったゆえんです．

c 退院前のチェックリスト

　2010年の米国心不全学会（Heart Failure Society of America：HFSA）のガイドラインでは，すべての心不全患者に増悪因子の同定，体液バランスの確認，心機能の評価，禁煙の徹底，外来受診日の決定などが推奨されています．その中でも最も重要なのが，薬物療法の最適化と患者・家族の教育です．特に入院を繰り返す高リスク例に対しては，静注薬中止後や新規経口薬開始後24時間以上観察して循環動態が安定していることを確認することが求められています．退院後も継続的な経過観察が必要であり，わが国では確立されていませんが，疾病管理プログラムへの紹介などが求められています（図1）[2]．

d 榊原記念病院における取り組み（表1）

　榊原記念病院では入院患者を対象として看護師主導の集団指導を毎週1回定期的に行っています．この指導を踏まえて，退院時に個々の患者・家族に基礎疾患と増悪因子を認識

I. 実践編：心不全のあたらしいケアと管理

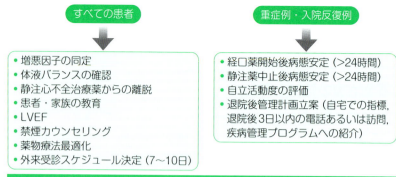

図1　非代償性心不全患者における退院前のチェックリスト

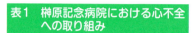

表1　榊原記念病院における心不全への取り組み
- 心不全回診
- 心不全カンファレンス
- 心不全外来
- 心不全教室
- チェックリストを用いた退院時指導
- 心臓リハビリテーションの積極的な導入
- 地域ネットワークによる連携

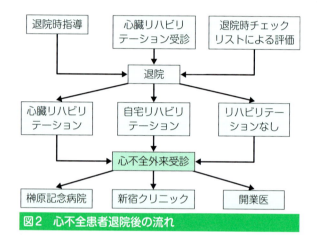

図2　心不全患者退院後の流れ

させる作業を行います．退院時チェックリストを用いて個々の患者の理解度を確認し，退院後の注意点を指導しています．退院時には可能な限り外来リハビリテーションの参画を勧めています．入院を繰り返す高リスク患者に対しては，退院後必ず1回は心不全外来を受診させ，退院時指導内容に応じてその理解度・実践度を再確認するようにしています．退院時処方内容についても専門家の立場からもう一度再吟味し，必要があれば変更します．高リスク群は引き続き病院外来で継続診療しますが，低〜中等度リスク患者や通院困難な場合は，近隣クリニックに紹介します．榊原記念クリニックは新宿副都心に位置し，ここでは都心在住の患者への便宜を図るべく電子カルテによるすべての診療情報の閲覧・処理が可能となっています．さらに，ここでも多職種による心不全患者の退院後継続支援が熱心に行われています．

われわれの施設は，これらのクリニックと医療ネットワークを形成し，密な連携のもと診療を継続しています．特にその中の一つは榊原記念病院の非常勤医師によって運営されており，電子カルテを共有したうえで情報交換を可能とするよう準備を進めています．これらの心不全患者の診療は，可能な限り退院後3ヵ月と12ヵ月後にも同様なチェックを繰り返すようにしています（図2）．以上のような試みで，少しでも心不全増悪による入院が減るようにチーム一丸となって今後も努力を続けていきたいと考えています．

文　献

1) Gheorghiade M et al：Pathophysiologic targets in the early phase of acute heart failure syndromes. Am J Cardiol **96**：11G-17G, 2005
2) Lindenfeld J et al：HFSA 2010 Comprehensive Heart Failure Practice Guideline．J Card Fail **16**：e1-e194, 2010

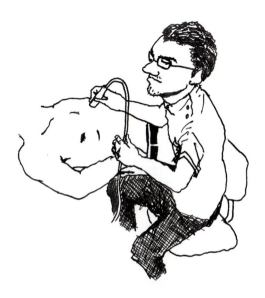

D 在宅管理によるケアと管理の実践法

1 在宅管理における訪問看護の意義とは

a 訪問看護師の介入

　慢性心不全患者の多くは高齢者であり，心疾患以外に複数の合併症を有していることが多いため，再入院率が高くなります[1]．また，心不全による入院の誘因は，塩分・水分制限の不徹底，過労，治療薬服用の不徹底などの予防可能因子が上位を占め，感染症・不整脈・心筋虚血・高血圧などの医学的要因よりも多いといわれています[2]．再入院を予防するための外来通院を含めた暮らしをマネジメントする視点や支援・調整と役割は，まさに訪問看護師の実践そのものです．訪問看護師の介入は，心不全増悪を予防し，入退院を繰り返さないことでQOLの維持・向上に寄与することが可能です．

　本項では，慢性心不全患者（主に高齢者）に対して行う訪問看護について，次項ではその実践のポイントを概説します．特に「循環器看護はあまり経験がない」「少し苦手」という訪問看護師が，明日の訪問看護に活かしていただけたら幸いです．

b 慢性心不全の急性増悪による再入院を防ぐ

　従来，慢性心不全患者は日常生活動作（ADL）が比較的自立している場合が多く，訪問看護導入に至ることがほとんどありませんでした．しかし近年，超少子高齢化の影響で，夫婦ともに後期高齢者であるためADLに支障をきたしたり，認知機能障害で生活に支障をきたす高齢者が増加するなど，生活習慣病の長期管理，がん・非がんの高齢者の終末期

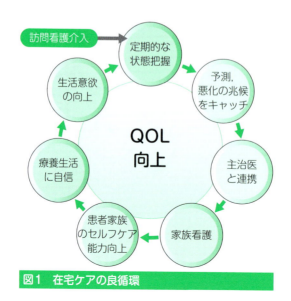

図1　在宅ケアの良循環

や看取り，訪問看護を取り巻く環境も多様に変化しています．

　心不全患者においては，ADLが自立していても，入退院を繰り返すうちに支障をきたし要介護状態になる患者が増えている現状があり，これは患者と家族のQOLの低下に直結する問題になっています．さらに在院日数短縮化の傾向によって，長期的な外来通院が生活の一部に組み込まれることを余儀なくされます．入院中に受けた退院指導も十分理解したとはいえない状況で退院することもあるでしょう．退院後の外来診療では，診療の時間も限られ，主治医が患者の退院指導の理解度を把握することや，心不全増悪に関連する兆候や生活上の問題に気づくのが困難なことは容易に想像できます．

　このような患者に訪問看護師が介入することで，定期的な状態の把握と長期・短期的な予測の視点をもち，悪化の兆候にいち早く気づき，主治医と連携し対応することが可能です．また，患者家族を含めた看護介入により，家族全体のセルフケア能力が向上し，再入院を防ぐことが可能になります．そして状態が安定すると患者も療養生活に自信をもち，やりたいことの実現というQOLの向上へつながります．この一連の流れは，生活の場である「在宅」で，できるだけ環境を変えず，重症化せずに予防的に関わることができます（図1）．さらに訪問看護師が「医療」と「生活」の両方の視点をもつことで多職種連携においてリーダーシップを発揮し，患者と家族が安心して安全に在宅療養を継続することが可能になります．

文献

1) 眞茅みゆき：【いま知りたい！心不全ケア5つのキーワード　臨床病型　患者教育　心理的支援　在宅支援　心臓リハビリテーション】心不全看護の重要性．月刊ナーシング 32(8)：38-41，2012
2) 眞茅みゆきほか：心不全ケア教本，メディカル・サイエンス・インターナショナル，東京，p263，2012

2 在宅管理におけるケアのポイント

在宅医療における心不全管理の目的は，主に以下の3点です[1]．
① 心不全の増悪を予防する．
② 心不全のコントロールを図る治療を継続する．
③ コントロールしがたい重症心不全患者に対する緩和ケア・ホスピスケアの提供．

これらの目的に向け，訪問看護師がどのように看護実践しているのか，各項目ごとに解説します．

a 心不全の増悪を予防する

心機能と心不全の重症度を把握したうえで，フィジカルアセスメントを行います．在宅という個別性の重視された環境や患者が高齢者であるという特徴から，入院時に受けた指導が継続されているかを確認しながら，服薬管理や体重測定，食事内容などを守る必要性を理解し行動できているのか把握します．これらは，家族の集まる年末年始や冠婚葬祭，旅行などによって変化することがあります．たとえば「年末の大掃除で普段よりも活動量が増えたことで心負荷がかかり，正月につい食べすぎて体重増加と浮腫の増強，息切れが強くなった」など，生活習慣の変化はこのように心不全悪化を引き起こすきっかけになります．患者の生活習慣や社会的役割を踏まえ，より具体的なセルフケアに向けた支援を行います．

セルフケアが正しく行えていない場合，できないと決めつけて一方的に指導をするのではなく，なぜ行うことができないのかを考えて情報収集していきます．できないことの背景には，必ず「できない理由」「やらない理由」が存在します．特に高齢者は，それまでの長い人生経験で形成された習慣や価値観をもつ存在であることを理解し，患者の言葉や行動からそれを理解していくとおのずと理由がわかります．たとえば，体重測定を行っていなかった理由が"小さく狭い体重計の上は不安定で転倒を恐れていたため"とわかり，週1回の訪問看護時に体重測定を一緒に行うことで継続できるようになった事例があります．このように，患者自身が心不全増悪の因子と生活の関連を理解できるようになると，入院しないためには予防が第一優先であるということが意識され，行動に結びついていくようになります[2]．

訪問看護の対象である患者と家族は医療職ではないことがほとんどで，自身の健康問題への関心も個々によって違いがあります．在宅ケアでは，患者と家族が主体となってケアを行うため，それぞれの患者・家族の生活環境や価値観などに合わせた支援をする役割が重要です．また，訪問看護師は単独で訪問することが多いので，医師やケアマネジャーを含めた多職種と連携し，全体を俯瞰する視点も重要です(図1)．

訪問看護サービスは，1回の訪問時間と回数が決まっているため，前回から今回の訪問までの情報を踏まえた次回までのリスク予測を含めたアセスメントを必要とします．このとき，患者と家族に心不全増悪因子のセルフモニタリングの指導を行い，変化があったときには訪問看護師へ連絡をしてもらうことで早期の対応が可能になります．このような指導は，日常生活で状態悪化の不安がある場合，その不安に患者家族がみずから対応できるようになり安心した生活の維持につながります[3]．

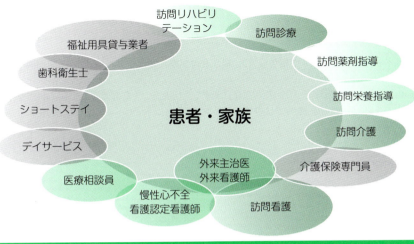

図1 在宅ケアは多職種連携チームケア

b 心不全のコントロールを図る治療を継続する

　ADLが自立している高齢の慢性心不全患者は，外来通院が生活の一部に組み込まれています．前述しましたが，数分の外来診察では身体所見や自覚症状に現れないような心不全増悪の兆候を把握することは困難です．まして患者は主治医の前ではつい本音を言いそびれてしまう場合が多いようです．訪問看護では，生活の中で心不全増悪の影響因子を把握し，看護計画を立案し，予測的な視点で関わっていきます．入院中に受けた退院指導の内容は普通に行えることでも，高齢者にはできることが限られ退院後の生活に対して不安も大きいです．どのようにしたら必要最低限のことが行えるかを考え，その患者の生活状況に合わせた，実行可能な行動にアレンジします．心不全増悪の兆候があるときは適時医師に報告し，次の受診を待たずに採血検査や内服薬の調節を行うことができます．また，患者から症状悪化の報告を受けたときは臨時訪問看護を行い，早めに受診してもらうなどの対応が可能であり，心不全増悪へ移行することを未然に防いでいます．主治医と，個々の患者の心不全増悪の兆候を具体的に共有しておくと，訪問時の自覚症状と併せてアセスメントを行い主治医に報告しやすくなります．

c コントロールしがたい重症心不全患者に対する緩和ケア・ホスピスケアの提供

　心不全の増悪を繰り返すことで症状が進行し，ADLも徐々に低下していき，外来通院が困難になります．そのような場合は外来通院から訪問診療に移行し，心不全の状態やADLに合わせた治療方針が出されます．心不全の進行と生理機能・身体機能低下の側面から予測を行い，症状緩和をするケアについて医師と相談し，終末期のすごし方を家族とともに考えケアを行います．

　超少子高齢化の加速する現在，健康に問題を抱えた高齢者が，住み慣れた地域で安心して安定した生活が継続できるようなシステムづくりは喫緊の課題です．高齢の心不全患者の在宅管理に訪問看護師が介入することで，患者家族のQOLの維持と向上，医療費抑制，

医師の負担軽減へ寄与していると思われます．

文　献

1) 日本在宅医学会テキスト編集委員会（編）：在宅医学，メディカルレビュー社，東京，pp369-370，2008
2) 山下亮子ほか：慢性心不全の症状悪化に関する生活調整．千葉看護学会誌 **16**：49，2011
3) 山内豊昭：「訪問看護」ならではのフィジカルアセスメントとは．訪問看と介護 **18**(4)：286，2013

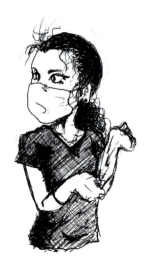

3 訪問看護師が行うケアの実践（必要なアセスメントとは）

慢性心不全患者の訪問看護において，どのようなアセスメントが必要か，ポイントをあげて具体的に内容を示します．

a 訪問開始までの心不全の経過と重症度の把握

心不全の経過，原因疾患，増悪因子の有無，自覚症状や身体所見，既往歴，心エコー，心臓カテーテル検査，胸部X線写真，採血などの検査結果を訪問看護指示書や看護サマリー，また，直接医師，病院看護師から情報収集します．

心機能については，LVEF（正常値は60～70％），NYHA心機能分類，慢性心不全のステージ分類など複数の診断基準や分類で評価された情報を理解することが重要です[1]．心不全の重症度や心機能を看護師が把握していれば，些細な変化も見逃さず主治医に報告することができるからです．また，訪問看護師は病院のカルテを共有できない場合が多いため，主治医との密な連携が必要です．

b 心不全の原因疾患と増悪の影響因子

心不全の原因疾患は虚血性心疾患，高血圧，弁膜症，心筋症，先天性心疾患，肺高血圧症など[2]があります．増悪の影響因子としては，高血圧や不整脈，貧血，腎機能の低下，感染症などの合併症と，患者・家族の病気の理解度，服薬アドヒアランス，生活習慣，家族の問題など，セルフケアに影響する因子があります（表1）[2]．原因疾患の重症度が高く増悪の影響因子が多いほど心不全が悪化する可能性は高くなります．たとえば，心筋梗塞で冠状動脈の閉塞箇所が多い，弁膜症が重症，複数の心疾患をもつ患者に，塩分や水分の摂りすぎ，内服の飲み忘れなどの増悪因子が多く加われば心不全悪化のリスクが高くなるわけです．したがって訪問看護師は原因疾患だけでなく，影響因子の有無や現状をアセスメントしなくてはなりません．

c 自覚症状・他覚所見

訪問時は左心不全症状・右心不全症状の有無，心不全の原因疾患や合併症の自覚症状・他覚所見の観察など，包括的なアセスメントを行うことが重要です．特に心機能の悪い慢

表1　セルフケアに影響する因子

1. 患者・家族の病気や治療に対する理解度
2. 服薬アドヒアランス
3. 生活習慣（水分・塩分摂取過多，喫煙，飲酒）
4. 地域・住宅環境（地域性，交通手段など）
5. 患者・家族の価値観
6. 家族・介護者の問題（健康障害・認知機能・情緒的関係・役割分担・相互理解など）
7. 独居
8. 経済状態
9. 社会資源の有無　など

性心不全患者は少しの変化で増悪しやすいため，症状の変化を見逃さず注意深くアセスメントを行います．訪問看護の頻度は週1回程度が多いため，次回訪問までの変化や問題を予測してケア計画を立てる必要性があります．

1 左心不全症状

　肺うっ血によって，息切れや呼吸困難，起坐呼吸，発作性夜間呼吸困難，咳嗽や喀痰などの自覚症状，湿性ラ音（コースクラックル）や喘鳴などの他覚症状があります．つまり左房圧が上がることで，肺の毛細血管圧上昇による肺うっ血が出現するため，肺のコンプライアンス低下や換気不全などを起こします．最初は労作時のみだった息切れが，重症化すると安静時も出現します．また，臥位で生じる呼吸困難が坐位になると改善する起坐呼吸（坐位になると上肺野での換気がしやすくなる）は左心不全の特徴的な所見です．もう一つは低心拍出量による尿量低下，夜間多尿，全身倦怠感，意識障害や集中力低下，低血圧，頻脈，末梢冷感，チアノーゼなど[1]があります．心拍出量が低下すると腎血流量が減ることで尿量も減り，脳血流量が減ると意識障害，血圧が下がれば冷汗，末梢冷感やチアノーゼが出現します．

2 右心不全症状

　右房圧の上昇により上大・下大静脈がうっ血することで体液量が増大し，全身の毛細血管から間質液が漏出するために，浮腫（左右対称），頸静脈怒張の出現，胸水貯留，消化器系のうっ血により，食欲不振や悪心・嘔吐・便秘・下痢などの症状，肝うっ血により肝腫大や腹水貯留，食道静脈瘤など[1]を伴うことがあります．

　また，尿量低下や浮腫により体重増加が進行しますが，数日で1～2kg増加したときは要注意です．

文 献

1) 眞茅みゆきほか：心不全ケア教本，メディカル・サイエンス・インターナショナル，東京，pp67-77，2012
2) 循環器病の診断と治療に関するガイドライン（2010年度合同研究班報告），急性心不全治療ガイドライン（2011年改訂版），日本循環器学会ホームページ公開のみ（http://www.j-circ.or.jp/guideline/pdf/JCS2011_izumi_h.pdf）（2015年10月閲覧）

4 在宅管理における患者・家族へのケア

心不全の経過や重症度，増悪の影響因子，自覚症状や他覚症状をアセスメントした結果による患者・家族の個別性に合わせた支援が必要です．慢性心不全患者はADLが自立している場合が多く，増悪の予防さえできれば，QOLを保持できる可能性が高いからです．

a 心不全増悪時のケア

1 緊急時対応

緊急時とはどのような状態か(ショック状態・意識消失・低酸素など)，どこに連絡すればよいか(訪問看護師へ連絡，または救急車要請など)を患者・家族と明確にして共有しておきましょう．

2 安静

急な呼吸困難など心不全症状の悪化が認められた場合は，安静が必要です．心臓に負担がかからないように活動を中止し，呼吸がしやすいように上半身を挙上してファーラー位にする[1]ことが原則です．ギャッチベッドを使用していない場合は，掛け布団を丸めて背中の後ろに置くなどして上半身挙上の体位をとります．

b セルフケアへの支援

1 心不全，基礎疾患や影響因子，治療についての理解

高齢者は病気の説明や憎悪の影響因子，治療について説明を受けても，難聴で聞こえていない場合や理解するまで時間がかかる場合があります．個々の患者・家族に合わせてわかりやすく説明し，理解できているか確認することが重要です．理解していなければ何度も説明したり，図を描いたりなどして理解が得られるまで説明を繰り返します．

2 心不全症状のモニタリング

患者・家族がモニタリングできるのは，体重，血圧，浮腫，呼吸困難，咳・痰，消化器症状などです．できればノートに毎日記録するよう勧めましょう．訪問ごとに，数日で1〜2kgの体重増加や，呼吸困難，浮腫の増悪などが出現した際には，訪問看護師に電話をするように話しておけば，臨時訪問で早期対処が可能です．体重計がない場合は準備してもらい，同じ条件で正しく測定できているか(ゼロ点が設定できているか，目盛りを正しくみているか，測定場所や衣類の枚数を毎回同じにしているかなど)を確認し，できていない場合は訪問看護時に一緒に測定して正しく測定できるようにしていきます．

3 服薬アドヒアランス

患者・家族がなぜその薬が必要かを理解することが重要です．「利尿薬は尿回数が増えてつらいから，外出するときは飲まなかったよ」などは患者からよく聞く話です．小さな文字やむずかしい言葉での説明は読まないことも多く，一方，手書きで大きな文字で簡単な説明を書くと理解してもらえることも多いです．薬はできれば一包化してもらい，日付を書くことで飲み忘れを防止することが可能です[2]．薬剤師と連携し患者に合わせた内服方法を工夫しましょう．ホームヘルパーを利用している場合には，ヘルパーの前で薬を飲んでもらって確認することもできるので，情報共有と細やかな連携が大切です．

4 食事について(塩分・水分制限など)

① 塩分の摂りすぎ:循環血液量を増やし心臓に負担をかけてしまうことを理解してもらいましょう(軽症の心不全では1日7g以下).患者の好みや調理方法,買い物の習慣などを理解したうえで,塩分を減らせる方法を患者・家族と一緒に考えることが重要です.汁物は薄味でも量を多く摂れば塩分過多になること,かけ醤油を避けること,塩分の多い物は好物1品のみにすること,減塩のために,柚子・ねぎ・しそなどの香りや,香辛料を利用することなどを勧めます[2].管理栄養士と連携して助言を受けることも大切です.

② 水分の摂りすぎ:循環血液量を増やしますが,重症心不全の場合は制限が必要となるため,あらかじめ主治医に1日の摂取量を確認しておきましょう.

③ アルコール摂取:アルコールとともに摂取するつまみに塩分が多かったり,水分,カロリーの摂りすぎにもなるので摂取量や頻度に注意しましょう.

5 運動・排泄・入浴について

① 過度な運動:心臓に負担をかけるため,主治医にどの程度の運動が可能か確認しておきます.外出,入浴,食事,排泄行為も労作となるため,休みながら行うことを意識してもらいます.しかしADLを低下させないためにも適度な運動は必要です.訪問時に,労作でどの程度息切れがあるか,活動量が低下していないかを観察しアセスメントしましょう.

② 便秘:怒責による血圧上昇で心負荷がかかるので,食物繊維の多いものの摂取や緩下剤の内服で排泄コントロールをすることが重要です[2].

③ 入浴:10分程度の短時間で,40~41℃のぬるめの湯に鎖骨下程度までつかるよう指導しましょう[3].冬場は湯冷めしやすいため,脱衣場や部屋をあらかじめ暖めておくか,暖かい日中に入浴するなどの工夫も必要です.

6 住宅環境・感染予防について

① 住宅環境:自宅や周辺に坂道や段差が多いため生活そのものが労作となる,屋内の配線や構造上の問題で冷暖房の利用が困難など,住環境にも増悪の影響因子があるので,どんなときに症状が出現するのか注意します.

② 感染予防:夏の高温多湿や冬の低温乾燥は血圧が変動しやすく,脱水や風邪を引き起こす誘因となることを説明し,温度・湿度計を準備してもらいます.着衣や安全な暖房器具で温度差をできるだけ解消したり,換気にも意識して生活できるように工夫したり,掃除や洗濯が困難な場合はケアマネジャーと相談することも必要です.手洗い・マウスケア・うがいを習慣にし,冬の受診や買い物などの外出時にはマスクを着用することを説明します.インフルエンザや肺炎球菌などのワクチン接種の重要性も理解してもらいましょう.

7 精神面のサポート

心不全患者は呼吸困難や胸痛・意識障害など症状が悪化したり,突然死への不安や恐怖を感じたりすることなどから抑うつ状態になりやすいといわれています(「Ⅰ-E.心理的ケアの実践法」参照).患者の表情や言動を観察し,看護師は患者の心理的な苦痛を受け入れるという覚悟をもって傾聴し,主治医と相談して精神科医療につなげることも必要です.

8 家族へのサポート

高齢化に伴い,介護者である家族も高齢であることや,介護者が一人で交代者がいない

こと，経済的困窮，家族の病気など，身体的・精神的・経済的に家族の負担が大きくなることがあります．患者のセルフケア能力やADLが低下している場合は，服薬管理，体重測定，症状のモニタリング，排泄や入浴の介助，家事など，すべてが家族の負担となります．看護師は家族の健康問題や家族内役割分担，経済的負担，家族内の相互理解や情緒関係など[4]，家族に関する問題を把握してサポートすることも重要です．

9 社会資源の活用

独居や高齢者世帯，介護者の健康障害があるなどセルフケアが困難な場合は，ケアマネジャーやソーシャルワーカー，地域包括支援センターと連携をとって身体，生活介護支援や経済的支援などの社会資源の活用を考えていく必要性があります．

10 主治医，看護師間，多職種，他事業所との連携

看護師が患者宅へ訪問することでさまざまな増悪因子を明らかにして，患者・家族中心にその個別性を重視しながら，主治医，慢性心不全看護認定看護師や循環器疾患看護の専門家，ケアマネジャーを含む多職種，他事業所と密に連携をとりながら看護していくことが重要です．

文献

1) 眞茅みゆきほか：心不全ケア教本，メディカル・サイエンス・インターナショナル，東京，pp127-130，2012
2) 眞茅みゆきほか：心不全ケア教本，メディカル・サイエンス・インターナショナル，東京，pp271-280，2012
3) 循環器病の診断と治療に関するガイドライン（2009年度合同研究班報告），慢性心不全治療ガイドライン（2010年改訂版），日本循環器学会ホームページ公開のみ（http://www.j-circ.or.jp/guideline/pdf/JCS2010_matsuzaki_h.pdf）（2015年10月閲覧）
4) 鈴木和子ほか：家族看護学 理論と実践，第3版，日本看護協会出版会，東京，pp84-97，2006

I. 実践編：心不全のあたらしいケアと管理

5　医療ソーシャルワーカーの役割と在宅管理で知っておきたい保険の知識

本項では，医療ソーシャルワーカー（medical social worker：MSW）の役割を解説するほか，介護保険制度の概要や介護保険サービス利用の流れと，訪問看護を導入するうえで必要な手続き解説します．

a 医療ソーシャルワーカーの役割

保健医療の場において，社会福祉の立場から患者の抱える経済的・心理的・社会的問題の解決，調整を援助し，社会復帰の促進を図る役割をMSWは担っています．

例をあげると，一人の男性が病気で入院したとします．その男性は，家族の中の大黒柱として生計を支えている存在です．入院したことにより収入は途絶え，家族の生活費や入院費用をどうするかなどの経済的な問題が発生します．また，治療終了後も生活上に何らかの制限が残ればもとの仕事に復帰できるか，日常生活をどう支えていくかなど，新たな問題も発生します．

このように，病気によって生じたさまざまな問題を抱えた患者に対し，解決に向けた支援を行っていくのがMSWの役割といえます．

具体的な業務内容としては，①療養中の心理的・社会的問題の解決，調整援助，②退院援助，③社会復帰援助，④受診・受療援助，⑤経済的問題の解決，調整援助，⑥地域活動など，多岐にわたっています．

心不全患者において，心理的・社会的な問題や経済的問題により日常生活上の制限を守れず，心不全を再発し入院に至るケースが多々あります．それら問題を解決するために，本人や家族の状況，それを取り巻く環境を把握したうえで，フォーマル／インフォーマルな資源を活用し，心不全患者の生活を支えていくことが求められています．

b 介護保険制度の概要

介護保険制度は，要介護状態になった者が尊厳を保持し自立した生活を営むことができるよう必要な介護サービスを給付し，国民の保険医療の向上と福祉の増進を図ることを目的とし，2000年に施行された公的保険制度です．

運営主体（保険者）は市町村や特別区で，被保険者は65歳以上の第1号被保険者と，40歳以上65歳未満の第2号被保険者からなります．財源は，被保険者からの保険料と国や自治体からの公費で成り立っており，社会全体で要介護者を支えていく仕組みになっています．

被保険者は，保険者から要支援・要介護認定を受け，ケアプランに基づく介護サービス（訪問介護，訪問看護，通所介護など）を利用限度額内であれば1割負担で受けられます．残りの9割は介護保険から給付されます．

c 介護サービス利用までの流れ

被保険者が居宅介護サービスを利用するには，市町村の介護保険担当課へ申請する必要があります．申請後，主治医意見書の内容と訪問調査の結果を踏まえ，介護認定審査会が要介護認定（要支援1・2，要介護1～5）を行い，申請から30日以内に認定結果が被保険

表1 特定疾病

- 末期がん
- 筋萎縮性側索硬化症
- 後縦靱帯骨化症
- 骨折を伴う骨粗鬆症
- 多系統萎縮症
- 初老期における認知症
- 脊髄小脳変性症
- 脊柱管狭窄症
- 早老症
- 糖尿病性神経障害，糖尿病性腎症および糖尿病性網膜症
- 脳血管疾患
- 進行性核上性麻痺，大脳皮質基底核変性症およびパーキンソン病
- 閉塞性動脈硬化症
- 関節リウマチ
- 慢性閉塞性肺疾患
- 両側の膝関節または股関節に著しい変形を伴う変形性関節症

表2 厚生労働大臣が定める疾病等

- 末期がん
- 多発硬化症
- 重症筋無力症
- スモン
- 筋萎縮性側索硬化症
- 脊髄小脳変性症
- ハンチントン病
- 進行性筋ジストロフィー症
- パーキンソン病関連疾患
- 多系統萎縮症
- プリオン病
- 亜急性硬化性全脳炎
- 後天性免疫不全症候群
- 頸髄損傷
- 人工呼吸器を使用している状態

者へ通知されます．被保険者は居宅介護支援事業所に所属しているケアマネジャーと契約を結び，ケアプランの作成を依頼することになります．

なお，40歳以上65歳未満の第2号被保険者は，16の特定疾病(表1)が原因で介護が必要な状態になった場合のみ，要介護認定を受けてサービスを利用できます．

d 訪問看護を利用する場合の制度

訪問看護は，医療保険のほかに介護保険の居宅サービスとして位置づけられています．医療保険と介護保険の訪問看護を同時には利用できません．要介護認定を受けた患者は，介護保険の訪問看護利用が優先されます．ただし，厚生労働大臣が定める状態(表2)の場合と，病状の悪化で主治医が頻回な訪問看護が必要と認め，特別訪問看護指示書を交付した場合は，医療保険の訪問看護が優先されます．

e 訪問看護導入に向けた手続き

訪問看護の利用が必要な場合，まずは主治医が患者・家族の同意を得て，訪問看護ステーションに対し訪問看護指示書(以下，指示書)を交付する必要があります．指示書には指示期間を記載する欄もあり，最大で6ヵ月間まで指示できます．無記載の場合の有効指示期間は1ヵ月間です．

指示書の様式は，各訪問看護ステーションで独自に作成している場合もあるため，確認が必要です．

f 訪問看護利用の注意点と他制度の活用

介護保険は要介護度に応じた自己負担限度額が設定されているため，訪問看護を含め，どのサービスをどの程度利用するのか検討が必要です．患者個々で家庭環境や経済状態，病状は違ってくるため，MSWやケアマネジャーとの相談・連絡調整を進めていく必要があります．

また，医療保険で訪問看護を利用した場合でも医療費が増加するため，利用を躊躇してしまう患者もいると思われますが，病名や病状により医療費負担を減らす制度(身体障害者手帳や指定難病医療費助成制度)を利用できる場合もあります．それら制度に合致する病名や病状かは医師の判断によりますが，申請方法の説明や申請支援をMSWへ依頼し，早期に利用できるよう配慮していく必要があります．

I. 実践編：心不全のあたらしいケアと管理

6 症例から学ぶ在宅管理の実際①

a 事例紹介—「もう入院したくない！」心不全増悪のリスクが高い症例

- **症例**：80歳代男性．若い頃は漁師，その後建築業．
- **現病歴**：大動脈弁狭窄症(中等度)，僧帽弁閉鎖不全症(重度)，高血圧，慢性腎不全，C型慢性肝炎，鉄欠乏性貧血．
- **家族構成**：妻と二人暮らし．子供はいない．夫婦関係はよい．妻は80歳代．若い頃数年看護師として働き，その後民宿経営．高血圧で通院中，現在年金暮らし．
- **キーパーソン**：妻．家事・介護全般すべて妻が行う．
- **経緯**：約半年前から胸苦しさと呼吸困難感が出現．その後症状が悪化し，体重増加も認め，意識障害を起こしたため救急車要請．大動脈弁狭窄症，僧帽弁閉鎖不全症，心不全の診断で入院となった．入院時，LVEF 68％，NYHA Ⅳ度，BNP 779.6 pg/mL．入院直後，肺水腫を併発し集中治療開始．弁膜症に対して手術は希望されず，カテコラミン，利尿薬の調整で徐々に回復した．心不全の再発のリスクが高いため，訪問看護を導入し自宅退院となる．

b 訪問看護開始時の患者の状態

1 心不全の重症度と増悪の影響因子

患者は心不全の基礎疾患に大動脈弁狭窄症(中等症，弁口面積0.8 cm^2)と僧帽弁閉鎖不全(中等度〜重度)という複数の弁膜症をもつため，LVEF(退院時69％)が正常であっても有効な心拍出を保てていない可能性や利尿薬増量で腎機能が悪化しやすいという主治医の評価でした．慢性腎不全，高血圧などの合併症があるため塩分を制限する必要がありました．高齢の妻と二人暮らしで，妻は自動車の運転ができず，受診するには親戚の手助けが必要で，予定外の受診は1万円以上のタクシー代がかかります(表1)．

2 初回訪問時の自覚・他覚症状アセスメント

左心不全症状としての呼吸困難，起坐呼吸は認めませんでした．階段昇降での息切れは軽度認めましたが，平地歩行による息切れはありませんでした．酸素飽和度(以下SaO$_2$)96％(room air)肺音聴取でクラックルなし，尿量減少もなく血圧104/50 mmHg　脈拍70回/分(整脈)と循環動態は安定していました．右心不全症状としての浮腫の出現や食欲低下はなく，悪心や腹満の所見は認めませんでした．便秘傾向だったので市販の乳酸菌飲料の摂取を勧めました．体重計が自宅になかったため，早急に準備するように妻にお願いしました．

表1　症例の心不全増悪の影響因子
● 合併症：慢性腎不全，高血圧，鉄欠乏性貧血
● 高齢世帯，妻と二人暮らし
● 介護の交代者なし(子供なし)
● 通院困難(定期受診は姪の自動車乗せてきてもらう．タクシーでは往復で1万円以上かかる．何回も受診できない)

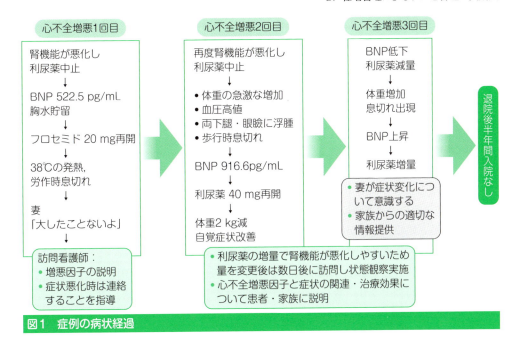

図1 症例の病状経過

3 症例と妻のセルフケア

① 病気や治療の理解度：患者は「よくわからないが心臓が悪い」と理解している．妻は「心臓の弁が2つ悪い」と聞いている．二人とも手術の希望はない．
② 服薬管理：妻は薬を指示どおり飲ませており，薬の内容も大体把握している．
③ 心不全症状のモニタリング：入院中に退院指導を受け，心不全自己管理のノートに浮腫，排便の有無，内服確認などについて毎日きちんと記録をしている．
④ 生活習慣：食事は野菜中心で薄味とし，みそ汁は1日1回，1/2杯にして塩分制限している．水分は平均1,200 mL程度摂取し，便秘傾向のため乳酸菌飲料を毎日3本摂取している．運動は日中自宅周辺の平地歩行を休みながら歩行，入浴は隔日で妻の見守りで入浴していた．

4 社会資源

定期の訪問看護は月2回，心不全増悪時は主治医と相談して臨時訪問をしていました．患者と妻は月10万円の年金暮らしで，生活困窮のため訪問回数は極力増やさず，先に述べたように通院も親戚が自動車で送迎するという支援がありました．

C 訪問看護開始後（図1）

看護目標：腎機能が低下しているため，利尿薬の使用量に注意しながら心不全の悪化を予防する．退院時のBNP 334.5 pg/mL，体重48.9 kg→増えても+2 kg以内，外水分は1,300 mL/日以内．

以上が医師からの指示でした．退院後約2ヵ月は心不全症状もなく，自宅周囲の平地を杖歩行で散歩するなど，体重も4ヵ月間50〜51 kgを維持していました．

1 心不全増悪1回目

退院後2回目の受診時，腎機能が悪化しフロセミド，スピロノラクトンが中止になりました．この頃，ときどき夕方に微熱が続き散歩を控えたため，活動が低下しました．3回

目の受診時に，BNP 522.5 pg/mLに増加，胸水貯留したためフロセミド20 mgで再開になりました．数日後の訪問看護で，一過性に38℃の発熱，室内歩行時の息切れが増強しましたが，妻は「大したことないよ」と話していました．BNP上昇，浮腫や体重増加などが心不全悪化の指標となること，風邪やインフルエンザも心不全の増悪因子であるため，手洗い，うがいなど感染予防が重要であること，症状悪化時は早めに連絡するように症例と妻に指導しました．

2 心不全増悪2回目

退院後4回目の受診時，BNP 278.7 pg/mLに改善しましたが，軽度の脱水と腎機能の悪化がありフロセミドが中止となりました．数日後の訪問では症状は安定していましたが，2週間後の訪問時に体重56.0 kgと急な増加，血圧140/82 mmHgといつもより高値，両下腿と眼瞼に浮腫が出現し，室内歩行時の息切れを認めました．心不全の悪化の可能性とともに，体重計のゼロ点が合っているか，測定方法が間違っていないかを妻に再確認し主治医に報告しました．採血の結果，BNP 916.6 と pg/mLと高値だったためフロセミド40 mgで再開となり，数日後の訪問では，体重54.0 kg（-2 kg），自覚症状は改善していました．

3 心不全増悪3回目

退院後5回目の受診時，BNP 522.4 pg/mLと低下し症状が安定したため，フロセミド20 mgに減量となりました．数日後の訪問では息切れなし，右足背浮腫は軽度でした．1週間後に再び体重58.5 kgに増加し室内歩行時の息切れと両下腿浮腫が出現したため主治医に報告し採血を実施．BNP 605.5 pg/mLまで再上昇あり，フロセミド40 mgに増量となりました．

心不全増悪の2回目と3回目はその場で主治医と連携し，処方されたフロセミドの増減の調整を行いました．フロセミド増量で腎機能が悪化しやすい経過だったため，増量後は数日後に臨時訪問して状態を観察しています．妻は息切れや浮腫は大したことはないと話していましたが，主治医と連携して利尿薬の微調整を行い心不全の増悪因子や症状，治療の効果を繰り返し説明し3人で確認，共有を行いました．妻は徐々に体重，息切れ，浮腫の変化を意識するようになり，電話連絡だけでも看護師が正しい状態を妻から聴取できるようになりました．その後フロセミド30 mg固定で体重は1ヵ月間53.0 kg前後，BNP 312.9 pg/mLで安定，息切れや浮腫も改善し，杖歩行もスムーズとなり，自力で入浴や散歩もできるようになりました．患者は自宅でずっと暮らしていくことが一番の望みであり，妻は看護師がきてくれれば安心だと話し，主治医からは訪問看護が有効に機能しているとコメントをもらいました．

7 症例から学ぶ在宅管理の実際②

心不全患者の在宅管理は，将来構想として重要ですが，終末期の予想がつきにくく，急変時は再入院になっていることが多いという現状があります．また在宅管理をうまく行うには心不全看護師外来，地域連携センター，訪問看護師，往診医の連携が必要ですが，院外スタッフにまで心不全の知識を共有してもらうことやマンパワー不足のため，一般病院にまで在宅管理のシステムを浸透させることはかなり困難です．そのような状況でも比較的簡単なシステムで在宅での時間を過ごせる方法として，(旧)兵庫県尼崎病院(現・兵庫県立尼崎総合医療センター)では20年前から4時間外来点滴という方法を取り入れています．

a 事例紹介─外来点滴を受けながら在宅管理を行った男性

- **症例**：80歳代男性．
- **経緯**：前壁心筋梗塞の既往あり，ステント治療を受けるもその後，心筋リモデリングが生じ，心不全症状が前面に出るようになった．心エコーによる左室拡張期径69 mm，LVEF 30％，BNPは500〜3,000 pg/mLを推移，ガイドライン推奨の薬物療法を行っても肺うっ血の悪化による入退院を繰り返すようになった．しかし，患者とその家族の希望は在宅での生活であり，入院を回避する方法を強く希望．そこで，外来点滴を開始した．

b 外来点滴開始後

外来点滴導入前79ヵ月間と導入後(図1)18ヵ月間を比較すると(導入後1回のみ再入院有)，月あたりの平均心不全入院日数は3.0から0.4日へ，平均心不全入院回数は0.08から0.05回へ，平均入院，外来保険点数は52,502点から4,597点へ変化し，入院を回避できた日々が続きました．その間に身体機能は衰え，カヘキシーもきたすようになり，筋力低下のため通院は車いすで家族が付き添わなければならなくなりました．それでも患者とそ

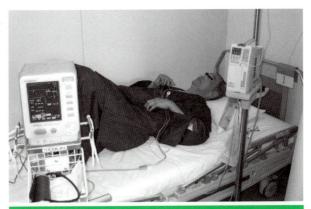

図1 外来点滴の様子
外来点滴室にて，酸素飽和度，血圧，不整脈をモニターし，尿量もチェックする．

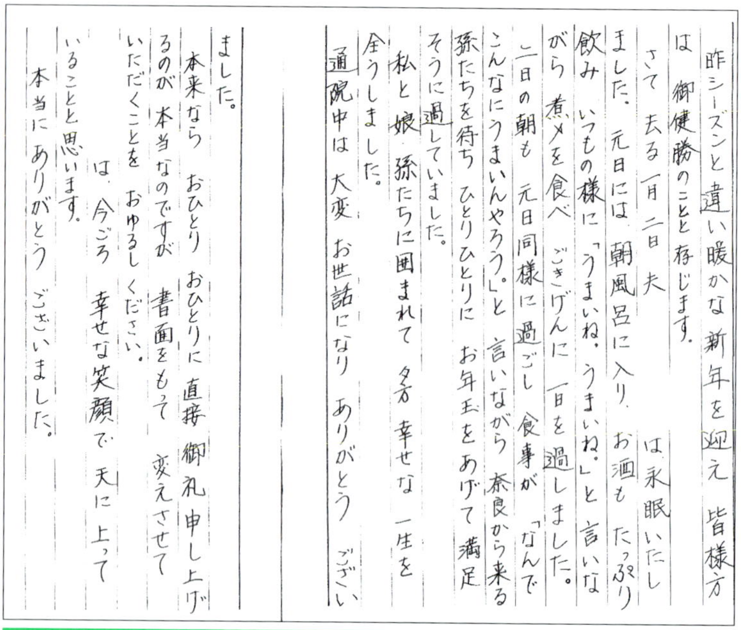

図2 症例の家族からの手紙

> 昨シーズンと違い暖かな新年を迎え皆様方は御健勝のことと存じます。
> さて去る1月1日夫は永眠いたしました。元日には朝風呂に入り、お酒もたっぷり飲みいつもの様に"うまいね・うまいね"と言いながら煮〆を食べ、ごきげんに一日を過ごしました。
> 二日の朝も元日同様に過ごし食事が"なんでこんなにうまいんやろう。"と言いながら奈良から来る孫たちを待ちひとりひとりにお年玉をあげて満足そうにしていました。
> 私と娘孫たちに囲まれて夕方幸せな一生を全うしました。
> 通院中は大変お世話になりありがとうございました。
> 本来なら、おひとりおひとりに直接御礼申し上げるのが本当なのですが、書面をもって変えさせていただくことをおゆるしください。
> 今ごろは、幸せな笑顔で天に上っていることと思います。
> 本当にありがとうございました。

在宅での生活状況が示されており，在宅看取りとなったことへの感謝が述べられている．

の家族は入院を拒否し続け，12月31日も外来点滴を4時間行い，1月2日に自宅で亡くなりました．

在宅看取りの症例ですが，その後，患者家族（妻）から在宅死に関して感謝の手紙をいただきました（図2）．特に家族の押す車いすで毎日散歩ができたことと，少量の飲酒（毎日ビールをコップ半分）が，好きなときに可能であったことに感謝をされました．

C 外来点滴の可能性

外来点滴療法とは，入退院を繰り返す末期慢性心不全患者に対して，ナトリウム利尿ペプチド，PDE阻害薬，ドブタミン塩酸塩などの薬剤を外来で間欠的に低用量投与する治療法で（適宜フロセミド静脈投与を併用），QOLの改善，入院日数の減少，入院回避などの効果を期待します．在宅管理を望まれる方の入退院回避や，認知症があり入院での管理が困難な方に有用であると考えています[1～3]．

収縮期血圧を基準として薬剤を選択し，血圧が高ければ血管拡張薬を低用量，血圧が低ければカテコラミンを低用量使用します（図3）．週1～2回，1回4時間程度点滴を行うのが効果的と考えられます．当院では20年間にのべ500回以上施行しており，最近は電子カルテの画面上で予約を入れることができます．外来点滴の効果として導入前後の比較において，入院日数の有意な減少を認め，入院の回避，医療費削減などの可能性についても報告しています（図4）．

対象はガイドラインに沿った治療を行っても内服治療のみでは肺うっ血が改善できず，入退院を繰り返す末期慢性心不全患者となります．当院では，入退院を繰り返しNYHA Ⅲ度あるいはⅣ度の状態が続く心不全患者に対して，家族を含めての説明を入院中に十分

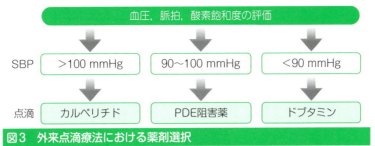

図3 外来点滴療法における薬剤選択

当院では収縮期血圧(SBP)に応じて薬剤を選択している．

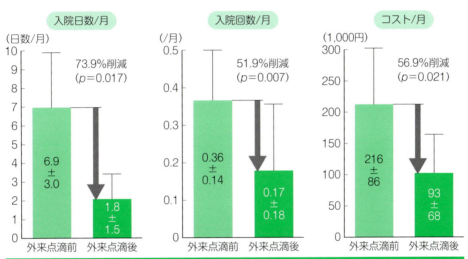

図4 外来点滴療法が入院日数，入院回数，保険点数に及ぼす効果

外来点滴導入前後の比較において，入院日数，入院回数，コストの削減を認めた．

(Nishi K et al：J Cardiol 59：366, 2012 より改変)

行い，希望された症例にのみ外来点滴療法を行っています．外来で施行することを考えると，安全性を担保するためにも低用量での投与が望ましいと考えられます．当院における外来点滴療法では，重篤な不整脈や過度の血圧低下は1例も認めておりませんが，それぞれの薬剤の平均投与量は，カルペリチドが0.033 μg/kg/分，オルプリノンが0.11 μg/kg/分，ドブタミンが3.2 μg/kg/分です．

点滴療法の施行頻度については，頻度を増やせばより効果的になる可能性はありますが，一方で通院の負担も（送り迎えが必要な場合は，家族の負担も）増えてしまいます．そのような考えから，当院での外来点滴療法は原則週2回までとし，それ以上になるようならば入院加療としています．一方で，あまり間隔をあけてしまうと効力が薄れてしまうものと思われます．外来点滴療法に関する種々の報告を調べても少なくとも週1回は施行しており，もしもそれ以上間隔があけられるようなら外来点滴療法からの離脱を考慮すべきです．

文 献

1) 西 清人ほか：外来点滴療法による末期心不全患者の医療費抑制と入院日数抑制の可能性について．心臓 **41**：659-667, 2009
2) 西 清人ほか：外来点滴療法．徹底ガイド心不全Q&A．佐藤直樹（編），総合医学社，東京，pp215-220, 2010
3) 佐藤幸人ほか：入院回避を目的として，外来にて硝酸イソソルビドを点滴投与した慢性心不全の悪化症例．心臓 **43**：642-648, 2011

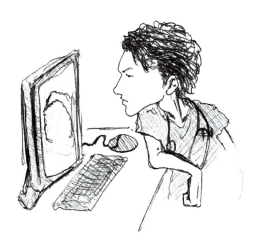

E 心理的ケアの実践法

1 心不全に合併する心理的症状とは

a 心不全に合併する心理的症状

　心不全における身体的症状としては，①低心拍出量兆候(乏尿，四肢冷感，めまい，倦怠感，血圧低下など)，②肺うっ血兆候(労作時呼吸困難，発作性夜間呼吸困難，起坐呼吸など)，③全身うっ血兆候(浮腫，肝腫大，腹水など)，④内分泌調節異常，運動耐容能低下，生命予後の短縮があげられます．以上の身体的症状に加え，心理的症状が合併する場合が多くあります．それは，①抑うつ・不安の上昇，②QOLの低下，③セルフエフィカシー(自己効力感)の低下，④絶望感の上昇，⑤怒り・敵意の上昇などです．

　以上の心理的症状は，心不全の悪化，その他の心疾患の再発，再入院の増加，死亡率の増加など身体的症状に大きく影響します[1]．さらに，身体活動の低下，治療計画・生活指導のアドヒアランス低下，喫煙や食習慣の悪化，物質依存の増加，定着した適切な生活習慣のアドヒアランス低下(食習慣，運動習慣，禁煙行動，ストレス克服行動など)など生活習慣にもネガティブな影響を与えます[2]．以下に主要な心理的合併症状として，不安と抑うつについて述べることにします．

b 不安

　不安とは，何かを心配したりこれから起こる事態に対する恐れから，気持ちが落ち着かない状態と定義されます．恐怖と明確に区別することはむずかしいですが，恐怖は脅威の対象が明確な場合に対し，不安はその対象が不明確な場合に用いられます．一般的に，不安は抑うつとよく合併する症状ですが，心不全患者では比較的その研究が進んでいないのが現状です．しかし，心不全患者の予後不良に対する不安は，患者のみならず患者家族や介護者に対しても重大な影響を及ぼします．

　不安におけるクリティカルレビューでは，8論文において心不全患者の不安合併率は11〜45%であり，平均25.1%と報告されています[3]．

　不安は，心不全患者の心拍出量に悪影響を与える可能性があるため，十分な対応を行う必要があります．不安というストレスにより心拍数が増加し，拡張期の短縮による冠動脈灌流へのネガティブな影響があると考えられます[4]．さらに頻脈は，心筋の酸素需要を増加させる一方で心筋の酸素供給を減少させます[5]．以上のように，不安の上昇と心拍出量の低下が負のスパイラルのように関連し，心不全患者の心身状態を悪化させます．さらに，身体能力の低下や不安の上昇によりリハビリテーション参加への障害にもなると考えられます[6]．

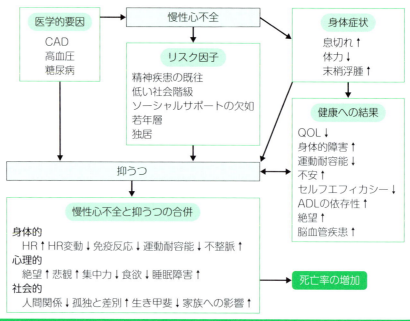

図1　心不全と抑うつにおける死亡率への相乗効果

(Yohannes AM et al：Int J Geriatr Psychiatry 25：1209, 2010 より改変)

C 抑うつ

　抑うつとは，悲しみ，意欲喪失，絶望感，悲壮感，思考制止など，心理的に落ち込んだ状態と定義されます．抑うつは，心不全における心理的合併症として注目されており，研究が多くなされています．

　抑うつにおけるクリティカルレビューでは，33論文において心不全患者の抑うつ合併率は10〜60％であり，平均32.6％と報告されています[3]．さらに，NYHA分類における抑うつ合併率は，Ⅰ度では11％，Ⅱ度では20％，Ⅲ度では38％，Ⅳ度では42％との報告もあります[7]．

　また，抑うつを合併する心不全患者における研究では，入院期間（1年間）および死亡率の増加[8]，すべての疾患において最も高い死亡率と再入院率[9]，心不全患者への心理的サポートや介入プログラムによる不安や抑うつ・QOL・再入院回数の改善[10]などが報告されています．

　さらに，近年の抑うつと死亡率や心イベント率に関するメタアナリシスでは，抑うつが合併した場合，死亡や心イベントのリスク率が2.1倍（信頼区間1.7〜2.6）にのぼると報告されています[7]．

　抑うつと心不全の関連性は，多変量的構造を有し，それぞれの要因が相互に作用します．その関連性について，図1に示しました．

　すなわち，抑うつによる身体的・心理的・社会的状態が心不全に悪影響を与え，さらに心不全の症状自体が，抑うつをつくり出します．抑うつの重要なリスク因子としては，低い社会階級，NYHAの重傷度，精神的不健康の既往歴などがあげられます．抑うつ自体も健康に悪影響を与えますが，同様に心不全によっても健康に悪影響を与えます．心不全

と抑うつの合併は，心身の健康に対して相乗的に影響を及ぼし，心不全患者における死亡率の増加を説明する一つの有力な原因であると考えられます[3]．

文　献

1) Molloy GJ et al：Effects of an exercise intervention for older heart failure patients on caregiver burden and emotional distress. Eur J Cardiovasc Prev Rehabil **13**：381-387, 2006
2) Herridge ML et al：Psychosocial Issues and Strategies. AACVPR Cardiac Rehabilitation Resource Manual；Promoting Health and Preventing Disease. American Association of Cardiovascular & Pulmonary Rehabilitation（ed）, Human Kinetics, Champaign, pp43-50, 2005
3) Yohannes AM et al：Depression and anxiety in chronic heart failure and chronic obstructive pulmonary disease；prevalence, relevance, clinical implications and management principles. Int J Geriatr Psychiatry **25**：1209-1221, 2010
4) Tavazzi L et al：Acute pulmonary edema provoked by psychologic stress；report of two cases. Cardiology **74**：229-235, 1987
5) Johnson LH et al：A cognitive model for assessing depression and providing nursing interventions in cardiac intensive care. Intensive Crit Care Nurs **12**：138-146, 1996
6) Borsody JM et al：Using self-efficacy to increase physical activity in patients with heart failure. Home Healthc Nurse **17**：113-118, 1999
7) Rutledge T et al：Depression in heart failure a meta-analytic review of prevalence, intervention effects, and associations with clinical outcomes. J Am Coll Cardiol **48**：1527-1537, 2006
8) American Heart Association：1999 Heart and Stroke Statistical Update, 1998
9) Hawthorne MH et al：Functional status, mood disturbance, and quality of life in patients with heart failure. Prog Cardiovasc Nurs **9**：22-32, 1994
10) Vavouranakis I et al：Effect of home-based intervention on hospital readmission and quality of life in middle-aged patients with severe congestive heart failure；a 12-month follow up study. Eur J Cardiovasc Nurs **2**：105-111, 2003

2 心理的症状の評価法

a 心理アセスメントの必要性

　心理アセスメントを行う場合，適切に心理的援助を行うため，面接，行動観察，心理検査，生活記録，医学的検査など複数の手法を統合し，患者の状態を正確に把握する必要があります[1]．心理アセスメントの過程として，①検査実施の発案，②検査実施の計画，③検査の実施，④結果のまとめ，⑤結果の伝達，⑥結果の活用とその検証の6段階があります．しかし，⑤と⑥の検査結果の伝達と活用が，一般的にしっかりと取り組まれていないという問題があります[2]．心理検査を依頼する医師や患者が，心理検査の結果を要求することは当然のことであり，心理検査の結果を丁寧に説明し，患者の心理的援助に十分検査結果を活用することが重要です[3]．表1に心理アセスメントを行う場合の留意点について示します．

b 心理検査による心理アセスメント

　心理検査を実施することの有効性として，①信頼性と妥当性が検討されている心理検査を用いることで，客観的な数値として患者の性格特徴を正確に把録することが可能であること，②面接や行動観察ではわかりにくい性格的側面の情報が得られること，③患者に関する面接や行動観察を補う情報を比較的初期の段階で効率よく収集できること，があげられます[3]．

c 心理検査の種類と選び方

　心理検査には，大きく分けて知能検査，人格検査があります．知能検査には，ビネー式知能検査（田中ビネー知能検査，改訂版鈴木ビネー知能検査）とウェクスラー式知能検査（WAIS-Ⅲ，WISC-Ⅳ，WPPSII）があります．人格検査は，質問紙法と投影法に分けられます．質問紙法は，複数の質問で構成された心理検査であり，自己評定と他者評定があります．質問紙法の長所としては，基本的に信頼性や妥当性が検討されており，テストの実施・結果処理が容易で，解釈に実施者の主観が入りにくいことがあげられます．短所として，患者が虚偽反応を行うこと可能で，意識している比較的浅いレベルの性格傾向しかわからないという制約があります．一方，投影法は，曖昧で多義的な刺激が用いられる心理検査です．バウムテストやロールシャッハテストなどが，代表的な検査です．投影法の長所としては，検査の意図がわかりにくく，質問紙法でみられるような検査結果の操作や歪曲が起こりにくいことがあげられます．また，自然な患者の傾向が現れやすく，普段意識していない性格の幅広い側面を理解することに有効です．短所として，質問紙法と比較すると信頼性や妥当性の検討が困難であり，検査の実施や結果の整理がむずかしく，解釈においては，実施者の経験や能力に影響されやすいことがあげられます[4]．

　数多くある心理検査の中から適切な心理検査を選ぶ場合には，客観性・信頼性・妥当性を確認することが重要です．客観性とは，教示方法，実施時の留意点，患者への指示，質問への対応，回答の採点の仕方，評価方法などが厳密に定められていることです．信頼性とは，検査で得られた得点がどの程度安定しているかということで，一般的に信頼性係数

表1 心理アセスメントを行う場合の留意点

- 当該患者に対する心理検査の妥当性と実施可能性を検討する
- 心理検査だけではなく，医学的検査の情報も十分加味する
- 個人情報について守秘義務に十分に留意する
- 患者がリラックスできるよう，受容的で温かい雰囲気をつくることが大切である
- 心理アセスメントの実施に関しては，第一に患者の支援のために行うものである
- 十分なインフォームドコンセントを行う
- 十分な患者-医療者の人間関係を構築する
- 心理検査の実施が単なる情報収集だけではなく，その過程自体も治療の一環であることを念頭に置く
- 患者（その家族も含む）に対する結果の説明は，正確かつ簡潔で，わかりやすい表現を心がける
- 結果の説明は，単に情報提供にとどまらず，対話の流れの中で，双方向のコミュニケーションを用い，患者の自己理解の深化を目指す
- スタッフに対する報告は，専門用語の定義など十分にコンセンサスを得るよう心がける

表2 循環器領域でよく用いられる心理アセスメント尺度

	尺度名	英文名（略号）	所要時間（分）
不安を測定するスケール	顕在性不安検査（MAS）	Manifest Anxiety Scale	15
	状態・特性不安検査（STAI）	State-Trait Anxiety Inventory	15
抑うつを測定するスケール	うつ性自己評価尺度（SDS）	Self-rating Depression Scale	5〜10
	うつ病（抑うつ状態）自己評価尺度（CES-D）	Center for Epidemiologic Studies Depression Scale	3〜10
	ベック抑うつ尺度（BDI-II）	Beck Depression Inventory-Second Edition	5〜10
	病院不安・抑うつ尺度（HADS）	Hospital Anxiety and Depression Scale	5〜10
	PHQ-9	Patient Health Questionnaire-9	5
	POMS短縮版	Profile of Mood States-Brief Form	5

（たとえば，α係数など）で示されるものです．妥当性とは，測定する心理特性をその心理検査が正確に測定しているかを示すものです．一般的に①内容的妥当性（検査項目や問題が測定しようとする対象を偏りなく，内容を十分に反映していること），②基準関連妥当性（適切な外部基準との関係で示される妥当性のこと），③構成概念妥当性（検査が測定する概念について，理論的予測が実際のデータによって実証されること）によって確かめられます．

d 循環器領域で用いられる心理アセスメント尺度

循環器領域でよく用いられる抑うつに関するアセスメントツールとして，表2にまとめました．特にお勧めする尺度としては，ベック抑うつ尺度（Beck Depression Inventory-Second Edition：BDI-II），うつ病（抑うつ状態）自己評価尺度（Center for Epidemiologic Studies Depression Scale：CES-D），不安と抑うつの両方を測定する尺度には病院不安・抑うつ尺度（Hospital Anxiety and Depression Scale：HADS）があります．

さらに，米国心臓協会（AHA）が推奨しているPatient Health Questionnaire（PHQ）-9があります．PHQ-9は，米国精神医学会（American Psychiatric Association：APA）の診断基準に準拠した尺度で，日本語版[5]も存在します．本尺度は9項目からなりますが，時

間短縮のため，まずPHQ-2（①物事に対してほとんど興味がない，または楽しめない，②気分が落ち込む，憂うつになる，または絶望的な気持ちになる）の2項目について，「はい」「いいえ」でスクリーニングを行います．2項目のいずれか，または両方が「はい」の場合は，PHQ-9全項目によるスクリーニングが推奨されています．その場合は，9項目について，4段階評定（まったくない：0点，数日：1点，半分以上：2点，ほとんど毎日：3点）で回答を求め，合計点を算出します．なおAHAでは，精神科医師や臨床心理士との連携を行うことを推奨しています．またPHQ-9は，項目も少なく臨床現場では容易に使用でき，利便性は高いですが，その一方で簡略化しすぎた質問票であることから得られた得点結果から安易に診断する傾向が懸念されています．必要以上に抑うつを疑う傾向にあることも念頭に置く必要があります．

　以上のように，循環器領域における心理アセスメントに必要な心理検査は，比較的質問紙法が多く採用されます．これはデータの収集や分析が容易であることからだと思われますが，質問紙法は意図的に歪めることも可能で，データの信頼性に問題が残ることを十分念頭に置く必要があります．

　また，1つの心理検査だけでなく，系統の違ういくつかの心理検査を組み合わせる（テストバッテリー）ことが重要であり，さらにこれらのデータからすべてのことを理解しようとする態度は危険です[6]．

文　献

1) 高橋雅春ほか：臨床心理学序説．ナカニシヤ出版，京都，1993
2) 竹内健児：心理検査の伝え方・活かし方．事例でわかる心理検査の伝え方・活かし方．竹内健児（編），金剛出版，東京，pp7-23，2009
3) 浅野　正：心理検査によるアセスメント．臨床心理アセスメント，松原達哉（編），丸善，東京，pp21-29，2013
4) 空井健三：投影法の効用と限界．診断と見立て［心理アセスメント］，氏原　寛ほか（編），培風館，東京，pp110-120，2000
5) 村松公美子ほか：プライマリケアにおけるうつ病スクリーニングに有用な評価ツール：Patient Health Questionnaire（PHQ）-9について．精神科治療学 **24**：1299-1306，2008
6) 循環器領域でよく用いられるアセスメントツール．循環器病の診断と治療に関するガイドライン（2011年度合同研究班報告），心血管疾患におけるリハビリテーションに関するガイドライン（2012年改訂版）．pp105-108，日本循環器学会ホームページ公開のみ（http://www.j-circ.or.jp/guideline/pdf/JCS2012_nohara_h.pdf）（2015年10月閲覧）

3 心理的症状への対応法

a 心理カウンセリングの方法

　心不全患者の不安や抑うつの管理における認知行動療法の関心が高まりつつあります．心不全患者の認知パターンの特徴は，倦怠感や呼吸困難などの身体症状に強い不安を喚起させ，些細な症状にも過大評価する心気的反応を示します．さらに極端にネガティブな認知が生じ，それによってさらなる生理的覚醒が増加し，適切な対処行動がとれなくなってしまいます[1]．もし，その認知パターンが身体に悪影響を与えるような食行動や喫煙行動，心疾患に関連する行動パターンなどにつながれば，心機能の悪化や心疾患の再発につながります．心疾患や糖尿病などの生活習慣病同様，心不全に対する行動科学的アプローチ，あるいは身体的疾患への予防のために認知パターンを変容する方法として，さまざまなカウンセリング技法が用いられています．

　心不全患者に対する心理学的介入について，認知行動療法，自律訓練法の一般的な考え方を紹介します．

1 認知行動療法

　認知行動療法（cognitive behavior therapy）とは，1950年代に誕生した行動療法（behavior therapy）に，各種の行動・認知の変容技法と理論が取り込まれてまとまった，一つの心理治療の体系です．1960年代に入ると，それまでサイコセラピーやカウンセリングの領域で主流であった精神分析と来談者中心療法に対する第三の治療法として，行動療法が開発されました．行動療法はPavlovの古典的条件づけやSkinnerのオペラント条件づけによる学習理論を基盤にして開発されましたが，実験結果から導かれる科学的論理を重視するあまり，日常の人間行動に大いに影響を及ぼしている認知を棚上げにする傾向がありました．認知行動療法は，人間の行動における認知，態度，信念などの役割を再認識し，それらに働きかけることによって行動変容をさせようとするもので，それまでの行動療法を一歩進めたものといえます．

　従来の行動療法は主に，いわゆる不安障害や習癖に対する条件づけ療法，応用行動分析（applied behavior analysis）による行動変容を柱とする技法体系でありました．その後，認知行動療法は，モデリングなど認知媒介による学習理論，Beckの認知療法（cognitive therapy），Ellisの理性感情行動療法（rational emotive behavior therapy：REBT）など，認知や信念の修正を軸とする理論・技法との統合が進められ，より包括的な治療体系として広まりました．現在では本格的な心理治療の領域だけでなく，一般の心理カウンセリングや健康マネジメントなどの領域でも，多くの認知行動療法技法が用いられています．

2 自律訓練法

　自律訓練法は，ストレスによる緊張や不安を低下させるセルフコントロール法として，心理カウンセリングで比較的よく用いられる基本的な方法です．具体的には，定式化されている自己教示的語句を心の中で反復暗誦しながら段階的に心身のリラックスを得ることによって，筋緊張の低下や皮膚温の上昇などの生理的変化を起こし，自律神経系を調整し，心の安定を得るための方法です．

表1　うつ病の認知行動療法治療（全体の流れ）

Stage	セッション	目的	アジェンダ	使用ツール・配布物
1	1, 2	● 症例を理解する ● 心理教育と動機づけ ● 認知療法socialization	● 症状・経過・発達歴 などの問診 ● うつ病，認知モデル，治療構造の心理教育	● うつ病とは ● 認知行動療法とは
2	3, 4	● 症例の概念化 ● 治療目標の設定 ● 患者を活性化する	● 治療目標（患者の期待）を話し合う ● 治療目標についての話し合い ● 活動スケジュール表など	● 問題リスト ● 活動記録表
3	5, 6	● 気分・自動思考の同定	● 3つのコラム	● コラム法 〜考えを切り替えましょう
4	7〜12	● 自動思考の検証 ●（対人関係の解決） ●（問題解決技法）	● コラム法 ●（オプション：人間関係を改善する） ●（オプション：問題解決）	● バランス思考のコツ ● 認知の偏りとは ● 人間関係モジュール ● 問題解決モジュール
5	13, 14	● スキーマの同定	● 上記の継続 ● スキーマについての話し合い	● 「心の法則」とは ● 心の法則リスト
6	15, 16	● 終結と再発予防	● 治療の振り返り，再発予防，ブースター・セッションの準備，治療期間延長について決定する	● 治療を終了するにあたって

（うつ病の認知療法・認知行動療法治療者マニュアルより改変）

b 不安に対する認知行動療法による治療的介入

　　不安をコントロールする目的での認知行動療法的アプローチとして，Suinnによるanxiety management training（AMT，不安管理訓練）があります．AMTの治療方法は，筋弛緩訓練法と不安のイメージトレーニングを併用したものです[2]．筋弛緩訓練法とは，意識的に全身の筋肉を頭部から脚部にかけて段階的にリラックスさせて，身体の緊張を除去し，その結果として心理的なリラクゼーションを生じさせる方法です．また，不安のイメージトレーニングとは，患者の特徴的な不安場面をあえてイメージさせ，その不安場面と拮抗する（同時には存在しえない）行動（たとえば，リラックス場面あるいは行動，適切な活動など）にイメージ上で置き換え，徐々に実際場面でも不安の発現以上の生産性を発揮する行動がとれるよう学習させるものです．さらに，SuinnはAMTを発展させ，漸進的な不安誘導，イメージによるリハーサル，弛緩訓練，セルフモニタリング，フェーディング，ホームワークなどの技法を系統的に設定しています[3]．

c 抑うつに対する認知行動療法による治療的介入

　　近年，抑うつの治療的介入について，さまざまなガイドラインが活用されるようになり，認知行動療法が，抑うつ治療の主要な心理療法として位置づけられるようになりました．わが国においても2010年4月の診療報酬改定で，認知行動療法がうつ病治療において保険点数化されました．

　　抑うつ対する認知行動療法の効果：抑うつに対する認知行動療法の効果については，有意な治療効果および再発予防に効果が認められ[4]，持続的な認知行動療法の実施は，薬物療法よりも再発率は有意に低下しており[5]，さらにメタアナリシスの結果，認知行動療法の実施は，統制群やその他の精神療法（たとえば，ブリーフセラピー，支持的心理療法）よ

表2 3コラム法の事例

自動思考，嫌な考え	認知の歪み	合理的思考（擁護思考），代わりの考え
仕事がわからない．できないかもしれない	感情的決めつけ 心のフィルター 否定的予測 過度の一般化 レッテル貼り	たくさんの仕事をやってきてる．わからないことは聞けばよい．すべての部分がわからないわけではない．わかる部分とわからない部分を分けて，どの部分がボトルネックかわかれば，とっかかりができるだろう．すべてを一度にする必要はない．

[つかれたアタマの道具箱あるいは，こころのボルト＆ナット，認知行動療法・認知療法の道具箱（ナット＆ボルト）（2010），まず認知療法・認知行動療法をやってみる（すぐに使えるツールとチャート），コラム（思考記録表），2010年7月5日 http://psychotoolbox.web.fc2.com/CBT/column.htm（2013年5月11日）より抜粋]

表3 7コラム法の事例

日時，出来事	感情（その強さ）	自動思考，嫌な考え	根拠	反論	合理的思考（擁護思考），代わりの考え	結果
6/10 仕事中，沢山の課題を抱えて行き詰まって	焦り80 無能感70	仕事がわからない．できないかもしれない	現に仕事がわからず，手が止まっている	すべての部分がわからないわけではない．また，わからない部分は人に聞けばよい．これまでにも同じようなことがあったが，何とかやってきた．	確かに今回の仕事はむずかしくて手を焼いているけれど，まるで手が出ないわけではない．できる部分とできない部分を選り分ければ，人にアドバイスや助力を得られる．すべてを独力でやる必要はないはず．	焦り20 無能感30

[つかれたアタマの道具箱あるいは，こころのボルト＆ナット，認知行動療法・認知療法の道具箱（ナット＆ボルト）（2010），まず認知療法・認知行動療法をやってみる（すぐに使えるツールとチャート），コラム（思考記録表），2010年7月5日 http://psychotoolbox.web.fc2.com/CBT/column.htm（2013年5月11日）より抜粋]

りも治療効果が高い[6]，などさまざまな報告がなされています．

具体的な抑うつに対する認知行動療法の流れについて，表1に示しました．Stage 1では，治療が始まる前に十分な治療関係を構築し，抑うつや認知行動療法について理解を深めます．Stage 2では，治療目標の明確化とセルフモニタリングによる活動表の活用を進めます．Stage 3では，主にコラム法を用いて日常の出来事と自分の気分や考え方（自動思考）の関連性を検討します．コラム法については，表2，表3に示しました．Stage 4，5では，適応的な思考の検討を行い，問題解決療法［①問題の明確化，②解決方法の探索，③解決法の吟味（長所・短所の検討），④実行，⑤結果の評価］を行います．Stage 6では，治療の終結に向けて，これまで身につけたことや変化したことのまとめを行います．詳細については，他書を参照してください[7]．

その他の抑うつに対する治療法としては，①うつや不安に対するストレスマネジメント，②リラクゼーション法（自律訓練法，バイオフィードバック，筋リラクゼーション法），③マインドフルネス認知療法，④対人関係療法，⑤瞑想法，⑥呼吸法・ヨガ，などがあげられます[8]．

d 心不全患者に対する抑うつの治療効果

表4は，心不全患者における運動療法，薬物療法，認知行動療法などの心理療法を用いた抑うつに対する効果についてメタアナリシスを行った結果を示しています．世界的にうつ病や不安を伴う心不全患者における認知行動療法の効果は，あまり注目されているとは

表4 心不全患者に対する抑うつの治療効果

著者	n	平均年齢	介入方法	期間	結果
Corvera-Tindel et al(2004)	39	63.2	自宅での歩行プログラム60％実施，60％以下の実施，ドロップアウト	12週	60％以上のほうが60％以下より抑うつ改善 60％以上のほうがドロップアウトより抑うつ改善
Kostis et al (1994)	20	65.7	集団認知行動療法（運動・栄養指導含む），ジゴキシン，プラセボ	12週	CBTのほうが他群より抑うつ改善
Lader et al (2003)	589	64.6	ジゴキシン，プラセボ	4〜12ヵ月	両群とも抑うつには有意な変化なし
Lesperance et al(2003)	28	59.6	抗うつ薬（ネファゾドン），統制群なし	12週	4週間後すべてのうつ・QOLスケールに有意な改善
Luskin et al (2002)	33	66.0	集団ストレスマネジメントトレーニング，統制群	10週	治療群のほうが有意な抑うつ改善
Radzewitz et al (2002)	88	65.8	筋トレ，エルゴメーター，6分間歩行，統制群なし	4週	4週間後不安と抑うつの有意な改善なし
Sullivan et al (2009)	208	61.0	マインドフルネス認知療法，ストレス対処スキル，グループ討議，統制群	8週	治療群のほうが不安・抑うつに有意な改善

（Rutledge et al：J Am Coll Cardiol 48：1527, 2006 および Yohannes et al：Int J Geriatr Psychiatry 25：1209, 2010 より作成）

いえませんが，結果を概観すると2つの研究（KostisらとSullivanら）において有意な効果が認められていることがわかります．最も新しい研究であるSullivanら[9]による大規模なランダム化比較試験では，心不全患者（$n=208$）における抑うつに対する8週間の心理教育的介入（マインドフルネス心理療法，ストレス対処スキル訓練，サポートグループによるディスカッションから成る）の効果を検討した結果，心理教育的介入を受けた患者で，対照群と比較して有意に抑うつと不安の減少が報告されています．

しかしながら，心不全患者に対する心理学的介入の有効性を実証するには十分なエビデンスがあるとはいえません．今後，心理学的治療法の中で抑うつや不安を低減させる目的で開発された，さまざまな手法を適切に組み合わせたプログラムの検討が必要となると考えられます．

e 心不全患者における抑うつに対する認知行動療法の実践

1 事例

- **症例**：60歳代男性．
- **経緯**：心筋梗塞にて冠動脈バイパス術の既往あり，前胸部圧迫感，呼吸困難が生じている．今回，急性心筋梗塞と心不全で入院したが，これで2回目の心不全入院となる．抑うつ傾向が高く，循環器疾患に対する一般的な治療や心臓リハビリテーションに対する意欲が低下している．ベック抑うつ尺度（BDI-Ⅱ）の得点が，32点と比較的高く，自殺念慮の項目は問題ないが，抑うつ状態にある．

2 介入内容

以上のような心不全の患者の抑うつ状態に対し，認知行動療法を応用する場合のポイントについて，以下にまとめます[8]．

a. 治療関係の構築と抑うつ状態，認知行動療法の心理教育

認知行動療法だけではありませんが，治療が始まる際には患者との人間関係の構築が重要です．患者の困っていること，気にかかっていること，医療スタッフにしてもらいたいことなどを十分聴き取ってから，認知行動療法や抑うつの治療過程などを丁寧に説明しましょう．つまり，十分に抑うつなどに対する心理教育を行うことが大切になります．

b. 治療目標の明確化と活動記録表の活用

認知行動療法は，心理教育とセルフモニタリングを基盤とした自己学習型の治療法なので，治療過程を通じて何に取り組むかといった目標の明確化が重要となります．

目標は，その患者にとってより具体的で，現実的なものであるかをきちんと話し合う必要があります．うつ状態では，興味関心の低下や無力感などによって活動が抑制されやすいですが，自分の調子に見合った行動を実際にすることで，回復のきっかけをつかむことも重要になります．

c. 出来事・自動思考・気分・行動の把握

この段階では，前述したように，主にコラム表を用いて出来事とみずからの気分，考え（自動思考）がどのように関連しているのかを検討していきます．ここでの取り組みは，認知再構成法の応用になります．認知再構成法は，抑うつ状態特有の「マイナス思考」を「プラス思考」に転換し，思考の柔軟性と多様性を取り戻すための援助を行っていく技法です．どのように考えると自分自身を楽にすることができそうかを，スタッフと一緒に考えていきます．

d. 適応的思考の検討と問題解決療法

c. で行ったコラム表をもとに，自動思考を裏づける客観的な根拠を見つけ出し，さらに，自分を楽にできるような適応的思考を検討します．特に，抑うつ状態に関係すると思われる状況や苦手な場面などについては，状況や相手，問題の内容などを明確にし，実施するまでのスモールステップを丁寧に話し合いながら，トレーニングを行っていくことが重要です．

e. 終結と再発予防

治療の終盤に向けて，これまで身につけたことや変化した点をまとめる作業を行います．また，気分や状況が改善したのは，患者自身が考え方や行動を変化させた結果であることを繰り返し強調し，「今後同じような状況に陥りそうになったとしても大丈夫」と患者が思えることが大切です．

文 献

1) Rose C et al：The most effective psychologically-based treatments to reduce anxiety and panic in patients with chronic obstructive pulmonary disease(COPD)；a systematic review. Patient Educ Couns **47**：311-318, 2002
2) Suinn RM et al：Anxiety management training；a non-specific behavior therapy program for anxiety control. Behav Thera **4**：498, 1971
3) Suinn RM：Anxiety Management Training, Plenum Publishing Corporation, New York, 1990
4) Lynch D et al：Cognitive behavioral therapy for major psychiatric disorder；does it really work? A meta-analytical review of well-controlled trials. Psychol Med **40**：9-24, 2009
5) Vittengl JR et al：Reducing relapse and recurrence in unipolar depression；a comparative meta-analysis of cognitive-behavioral therapy's effects. J Consul Clin Psychol **75**：475-488, 2007

6) Ekers D et al : A mcta-analysis of randomized trials of behavioural treatment of depression. Psychl Med **38** : 611-623, 2008
7) 慶應義塾大学認知行動療法研究会 (編) : 厚生労働科学研究費助成金こころの健康科学研究事業「精神療法の実施方法と有効性に関する研究」うつ病の認知療法・認知行動療法治療者マニュアル, 2009
8) 清水 馨ほか : うつ病の認知行動療法の実際. 心身医 **51** : 1079-1087, 2011
9) Sullivan MJ et al : The Support, Education, and Research in Chronic Heart Failure Study (SEARCH) ; a mind fullness based psychoeducational intervention improves depression and clinical symptoms in patients with chronic heart failure. Am Heart J **157** : 84-90, 2009
10) Rutledge T et al : Depression in heart failure a meta-analytic review of prevalence, intervention effects, and associations with clinical outcomes. J Am Coll Cardiol **48** : 1527-1537, 2006
11) Yohannes AM et al : Depression and anxiety in chronic heart failure and chronic obstructive pulmonary disease : prevalence, relevance, clinical implications and management principles. Int J Geriatr Psychiatry **25** : 1209-1221, 2010

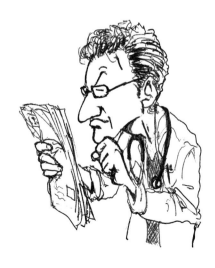

F 終末期ケアの実践法

1 心不全における終末期ケアとは

　"心不全の終末期ケア"という言葉に，多くの循環器診療に携わる医療者は違和感を覚えるかもしれません．心不全はすべての心疾患の終末的な病態でその生命予後はきわめて悪い[1]とされますが，病の軌跡は増悪・寛解を繰り返す[2]ため，最期に至るまで寛解の可能性を信じ，多くの熱心な医療者は昼夜を問わず献身的に努力し，患者・家族を含めた周囲の人々も同様に期待します．しかし，結果的にはその経過に翻弄され，患者は苦痛とともに人生を終え，医療者・家族にも精神的苦痛が残ることも少なくありません．

　本項では，適切な治療を行うとともに医療者・患者・家族を含めた周囲の人々で経過を共有し，見直しを繰り返しながら末期に至るまで患者の意思決定を支え，全人的苦痛に対処する．その過程が心不全の"終末期ケア"に通じる心不全の"緩和ケア"であるという観点から"終末期ケアの実践法"を概論（本項「心不全における終末期ケアとは」），各論（次項「終末期ケアを行うタイミングと患者・家族への説明」，次々項「終末期ケアの実践内容」），さらに実践の実際として最後に症例を提示します．

a 心不全ガイドラインにおける終末期ケアと緩和ケア

　心不全は症状が出現した（Stage C）後，適切な治療を行うことで長期にわたり寛解し，その後増悪・寛解を繰り返しながら徐々に進行する時期を経て，最終的に不応性心不全（refractory heart failure）といわれる状態（Stage D）に至ります．それぞれのステージに合わせた適切な治療はガイドラインでも示されており，2005年のAHA心不全ガイドライン[3]からStage Dの治療選択肢としてエンド・オブ・ライフ・ケアが含まれ，2013年のACCF/AHA心不全ガイドライン[4]は，心不全の入院患者と外来患者の診療手順を，初回評価から緩和ケアに至るまで包括し，QOL改善など患者本位のアウトカムに対して2005年よりいっそう焦点があてられています（図1）．

b 終末期ケアと緩和ケアの概念

　終末期ケアとは，人生最後の数日〜数週間におけるケア[5]，緩和ケアとは，生命を脅かす疾患に直面している患者とその家族に対して，疾患の早期より全人的苦痛（身体的苦痛，精神的苦痛，社会的苦痛，スピリチュアルな苦痛）に対処し，QOLを改善するためのアプローチです[6]（表1）．長期予後改善を目的とする治療と並行して，病の軌跡の早期からチームで介入するアプローチが緩和ケアであり，心不全患者を診療する際に，どのステージまでその患者が進んでいるのか，適切な治療が提供されているかを把握し，適切な治療に上乗せして緩和ケア，終末期ケアという"追加治療"が存在するというように考え，実践していく必要があります．

I. 実践編：心不全のあたらしいケアと管理

心不全のリスク状態 / **心不全**

	Stage A	Stage B	Stage C		Stage D
	心不全のリスクが高いが構造的心疾患や心不全症状がない	構造的心疾患があるが、心不全の兆候がない	構造的心疾患があり、心不全症状の既往または現在症状がある		不応性心不全
	• 高血圧 • 動脈硬化性疾患 • 糖尿病 • 肥満 • メタボリックシンドローム • 心毒性物質使用歴 • 心筋症家族歴	• 心筋梗塞既往 • 左室肥大, • LVEF低下を含む左室リモデリング • 無症候性弁膜症	• 構造的心疾患とともに心不全症状がある HFpEF	HFrEF	• 安静時の著しい心不全症状 • ガイドラインを順守した適切な治療にもかかわらず再入院を繰り返す
治療					
目標	• 心臓によい生活習慣 • 心血管病の回避 • 左室構造的異常の回避	• 心不全症状の回避 • さらなるリモデリングの回避	• 症状コントロール • 健康関連QOL改善 • 入院回避 • 死亡回避	• 症状コントロール • 患者教育 • 入院回避 • 死亡回避	• 症状コントロール • 健康関連QOL改善 • 再入院回数の減少 • 患者の終末期の目標の確立
薬剤/戦略	薬剤 • 血管病, 糖尿病患者へのACE阻害薬, ARB • スタチン	薬剤 • ACE阻害薬, ARB • β遮断薬 特定の患者へ • ICD • 血行再建, 弁膜症手術	治療戦略 • 随伴疾患の同定 治療 • うっ血症状改善の為の利尿薬 • ガイドラインに則った随伴疾患の治療（高血圧, 心房細動, 冠動脈疾患, 糖尿病など） • 適切な患者への血行再建, 弁膜症手術	定型的薬剤 • 溢水に対する利尿薬 • ACE阻害薬, ARB • β遮断薬 • アルドステロン拮抗薬 特定の患者に使用される薬剤 • ヒドララジン/ISDN • ACE阻害薬, ARBの併用 • ジギタリス製剤 特定の患者へ • CRT, ICD • 血行再建, 弁膜症手術	選択肢 • 高度なケアの提供 • 心移植 • 慢性的な強心薬使用 • 一時的もしくは恒久的な機械的循環補助 • 経験に基づく手術や薬剤使用 • 緩和ケアやホスピス • ICDの除細動機能中止

図1 心不全の病期分類と推奨治療

ICD：implantable cardioverter-defibrillator（植込み型除細動器）. CRT：cardiac resynchronization therapy（心臓再同期療法）. ISDN：isosorbide dinitrate（硝酸イソソルビド）. HFpEF：heart failure with preserved ejection fraction（収縮能の保たれた心不全＝EF≧50）. HFrEF：heart failure with reduced efection fraction（収縮能の低下した心不全＝EF≦40）.
参考：41＜EF＜49はボーダーラインとされ, 特徴はHFpEFと類似するとされる.

（Yancy CW et al：J Am Coll Cardiol **62**：e147, 2013より改変）

表1 緩和ケアに関連する用語の定義

- **緩和ケア（palliative care）**：生命を脅かす疾患による問題に直面している患者とその家族に対して, 痛みやその他の身体的問題, 心理社会的問題, スピリチュアルな問題を早期に発見し, 的確なアセスメントと対処（治療・処置）を行うことによって, 苦しみを予防し, 和らげることで, QOLを改善するアプローチ
- **終末期ケア（terminal care）**：人生の最後数日〜数週間におけるケア
- **支持療法（supportive care）**：症状軽減, 合併症, 心不全への介入により生じる副作用の軽減に焦点をあて, 患者・家族が病気とうまく付き合うことで治療効果を得ることができるように支援することを目的としたケア

（Jaarsma T et al：Eur J Heart Fail **11**：433, 2009より改変）

C 心不全における終末期ケアとは

　充実した終末期ケアの実現には最期の状態での対処を含め，Stage Dに至る前の意思決定支援が必要となります．今後たどると考えられる経過について医療者・患者・家族が共通認識を持ち，意思決定を支援することで，病状が進んだ際に症状緩和を含む緩和ケアを受けることが可能となります．意思決定支援については次項で述べますが，心不全の終末期ケアとは最期にのみ存在するのではなく，それまでの過程が重要であることを強く認識しておく必要があります．

文　献

1) 循環器病の診断と治療に関するガイドライン（2011年度合同研究班報告），慢性心不全治療ガイドライン（2010年改訂版）．日本循環器学会ホームページ公開のみ（http://www.j-circ.or.jp/guideline/pdf/JCS2010_matsuzaki_h.pdf）（2015年10月閲覧）
2) Goodlin SJ et al：Consensus statement：palliative and supportive care in advanced heart failure. J Card Fail **10**：200-209, 2004
3) Hunt SA et al：ACC/AHA 2005 Guideline Update for the Diagnosis and Management of Chronic Heart Failure in the Adult：a report of the American College of Cardiology/American Heart Association Task Force on Practice Guidelines（Writing Committee to Update the 2001 Guidelines for the Evaluation and Management of Heart Failure）：developed in collaboration with the American College of Chest Physicians and the International Society for Heart and Lung Transplantation：endorsed by the Heart Rhythm Society. Circulation **112**：e154-e235, 2005
4) Yancy CW et al：2013 ACCF/AHA guideline for the management of heart failure；a report of the American College of Cardiology Foundation/American Heart Association Task Force on Practice Guidelines. J Am Coll Cardiol **62**：e147-e239, 2013
5) Jaarsma T et al：Palliative care in heart failure；a position statement from the palliative care workshop of the Heart Failure Association of the European Society of Cardiology. Eur J Heart Fail **11**：433-443, 2009
6) World Health Organization：WHO Definition of Palliative Care, 2002（http://www.who.int/cancer/palliative/definition/en/）

I. 実践編：心不全のあたらしいケアと管理

2　終末期ケアを行うタイミングと患者・家族への説明

　本項では，前半は終末期ケアを行うタイミングとアドバンス・ケア・プランニングという考え方について，後半は患者・家族への説明の方法論としてask-tell-askアプローチと意思決定支援モデルについて取り上げます．

a 終末期ケアを行うタイミング

1 終末期ケアを開始するタイミング

　終末期ケアを開始するタイミングは，頻繁に議論のテーマとなります．Stage Dの目標として患者の終末期の目標確立が，治療選択肢として緩和ケアが前述のガイドラインで推奨されています[1]．しかし，病状が進行し，不応性となった時点で死を目前にしての治療選択は医療者，患者，家族のいずれにとっても非常に困難であり，最終的に介入の時期を逃す結果となります．

　2012年ACC/AHAから意思決定に関する提言が示されており[2]，その中でStage Dに至るまでの時期に，今後たどると考えられる経過について医療者・患者・家族が共通認識をもち，患者主体の意思決定を支援することにより，Stage Dに至った際に症状緩和を含む終末期ケアという選択肢を選ぶことが可能となるとしています（図1）．意思決定を上手に支援することで，図1のように心不全の緩和ケアを一般的な治療（従来のケア）と並行して提供することができるのです．つまり，終末期ケア（厳密には緩和ケア）を開始するタイミングは経過を見直し，共有する過程にあり，ある決められた点で定めるものではありません．同文献では，介入の契機となるタイミングが表1のように示されていますが，現実的には，発症早期（可能であれば初回発症時）に心不全の経過を一般論として説明し，入院を繰り返すようになれば追加して最期に向けた意思決定（準備）を退院前にしていく（最期を迎えたい場所，最期までにしておきたいことなどの確認）過程をたどることが円滑な意思決定の流れであると考えられます．そして長い緩和ケアの過程の後に，人生最期の数日〜数週間におけるケアである終末期ケアが提供されます．

2 アドバンス・ケア・プランニングとは[3]

　アドバンス・ケア・プランニング（advance care planning：ACP）とは，患者自身が作成する人生計画を意味します．具体的には，人生の最期をどのようにすごしたいか，どのような医療を受けたいかなどについて話し合い，決定する過程であり，生命維持装置に関する希望や事前指示書（advance directives，living will）もACPの一部とされます．医療者が単に治療の説明を詳しく行うだけではACPにはつながらず，心不全の経過において患者が何に価値をおき，どう生きたいかを明確にし，経過の中で可能な範囲で希望を満たしていく作業がACPであり，そのためには後述する患者・家族とのコミュニケーションと意思決定支援に関する知識が必要となります．

　心不全の場合，心室性不整脈の出現など，予測不可能で急激な病態悪化や代償不全の状態に陥ることもあるため，心肺蘇生，挿管，ICDの作動停止などの治療選択は避けたい話題ですが，患者の望むような最期の迎え方につながる重要な内容であり，タイミングをみて話し合っておくことが望ましいと考えられます[2]．

F. 終末期ケアの実践法

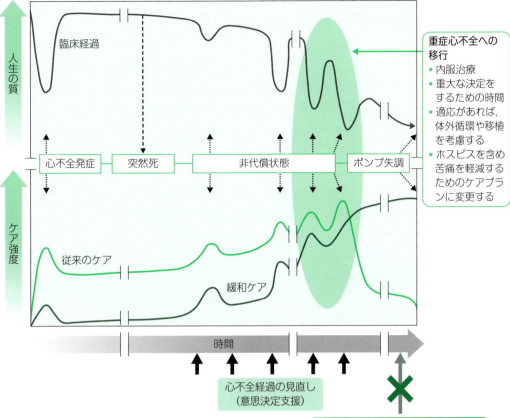

図1　心不全の経過における緩和ケア

（Allen LA et al：Circulation 125：1928, 2012 より改変）

表1　経過見直しと意思決定支援のタイミング

- 定期的
  - 定期外来での1年ごとの心不全経過の見直し
- 適切な再評価の契機となる出来事
  - 症状増悪やQOL低下
  - 運動耐容能の低下
  - 心不全入院，特に再発
  - 利尿薬の漸増が続く
  - 症候性低血圧，高窒素尿症，ACE阻害薬やβ遮断薬の減量や中止を必要とする不応性の体液貯留
  - 初回もしくは繰り返すICDショック
  - 静注強心薬の開始
  - 腎代替療法の考慮
  - 他の合併疾患：新規発症の悪性腫瘍など
  - 配偶者の死亡などの主なライフイベント

（Allen LA et al：Circulation 125：1928, 2012 より改変）

b 患者・家族への説明[3]：ask-tell-askアプローチ

予後や治療目標について話し合う際に有用なコミュニケーション方法として，ask-tell-askアプローチが知られています[4]．まず，患者の理解と希望を尋ね（ask），誤解や不安が患者自身のケアに対する考え方にどれほど影響を与えているかを把握し，次に患者が望む範囲で理解可能な程度の情報を伝えます．その際に患者のもつ知識に加えて新しい情報を提供し誤解を正します（tell）．この伝え方は，医療者が患者の視点に立ち，患者の価値観・望み・疾患の状態に合わせた提案をすることを可能にします．最後に患者からの質問を受けます（ask）．ここで「質問はありますか？」よりも「質問・心配事はどのようなことですか？」と聞くほうが，患者は質問をしやすくなるといわれています．この段階で，患者と医療者が重要な問題について共通理解しているかを確認することができます．

このアプローチを用いることで医師が説明したと認識している内容と，患者・家族が認識している内容が食い違っていることが明らかになることもあります．医療者はとにかく病状説明が重要だと思い込みがちであり，患者・家族がどのように理解しているかを確かめることや，何を心配に思っているのかを聴き出すことには慣れていませんが，askから始めるアプローチを繰り返すことで患者・家族の想いの実現に近づきます．

c 意思決定支援の形：shared decision making

医療における意思決定は，意思決定の主体によって，①医師に決定を委ねるパターナリズムモデル，②患者（家族）が主体的に決める自律モデル，③患者（家族）と医師が共同で意志決定するモデル（shared decision making：SDM）の3つのモデルに分けられます．がんの領域と同様に，重症心不全患者の意思決定においてもSDMが推奨されるようになってきており[2]，患者の視点からの目標や価値，好みを組み入れ，医療者の視点から医学的に妥当と考えられる治療の選択肢を組み入れることで，双方が合意した治療の意思決定が可能となります．その実現のためには，患者・家族の意向に流されるのではなく，何が医学的に妥当で望ましいかを判断することが求められます．治療の選択肢を提示し，患者・家族の判断に任せるというやり方は自律モデルに見せかけて，患者・家族に負担を強いているのではないかと真摯に問う姿勢が必要です．

以上，終末期ケアを行うタイミングと患者・家族への説明の方法論について述べました．この2点は心不全の緩和ケアの基本的な考え方ですが，勘違いされていることも多いため，まず周囲と本項に関する認識を共有するところから始めてもらえれば幸いです．

文献

1) Yancy CW et al：2013 ACCF/AHA guideline for the management of heart failure；a report of the American College of Cardiology Foundation/American Heart Association Task Force on Practice Guidelines. J Am Coll Cardiol **62**：e147-e239, 2013
2) Allen LA et al：Decision making in advanced heart failure；a scientific statement from the American Heart Association. Circulation **125**：1928-1952, 2012
3) 能芝範子：心不全診療におけるコミュニケーション，大石醒悟ほか（編），南山堂，東京，pp113-129, 2014
4) Ahluwalia SC et al："There's no cure for this condition"；how physicians discuss advanced care planning in heart failure. Patient Educ Couns **91**：200-205, 2013

3 終末期ケアの実践内容

a 症状緩和

1 症状の評価と留意点

　心不全患者は，呼吸困難，疼痛，倦怠感，抑うつ，不安，睡眠障害，認知障害，食欲不振や体重減少と多様な症状を抱え，末期には一人あたり平均で6.7種類と多くの症状を呈しています[1]．身体症状だけでなく，心不全は心理的側面，社会的側面，スピリチュアルな側面（自己の存在と意味の消滅から生じる苦痛）に影響をもたらし，QOLの低下をきたします．それらを多面的に評価し，全人的苦痛に対処することとなります[2]（図1）．

　心不全の多面的評価ツールとして身体機能だけでなく，心理的側面まで含んだMinnesota Living with Heart Failure（MLHF）questionnaire[3]などが，また簡便な症状評価ツールとして，Visual Analogue Scale（VAS, 視覚的評価スケール）などがあり，治療効果の判定にも有用です．

　症状評価の際に忘れてはならないことは，常に慢性心不全の病期分類に基づいた適切な心不全治療が行われているか評価し（84頁，図1参照），介入するべき点を検討することです．

　適切な心不全治療が提供されている状況の中で，医療者－患者間で病期（Stage）を共有し，全人的苦痛に対処しながら，必要時に追加してオピオイドなどの症状緩和の選択肢が存在するという認識をもつことが重要です．

2 症状緩和の方法（薬物療法を中心に）

　心不全患者は上記のように，呼吸困難，疼痛，倦怠感などを含む多彩な症状を呈します．具体的な症状緩和を目的とした薬物療法の一覧を表1[4]に示しました．ここでは主な症状

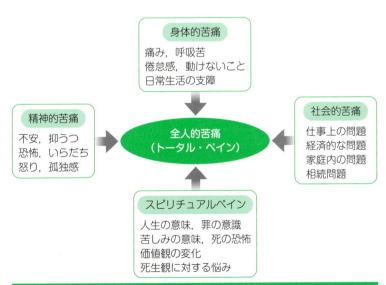

図1　緩和ケアの概念

［淀川キリスト教病院ホスピス（編）：緩和ケアマニュアル，第5版，最新医学社，大阪，p39，2007より］

表1　症状緩和のための薬剤使用一覧

症状	症状コントロールの選択肢
呼吸困難	● オピオイド： 　● 経口モルヒネ2.5〜5 mg，4時間ごと以後用量調整 　● 一般的なオピオイドの副作用への対応 　● 腎機能低下やオピオイド中毒の際は緩和専門医へアドバイスを求める
倦怠感	● 回復可能な因子の検索 ● 貧血の治療を検討 ● ステロイドや黄体ホルモン製剤の回避
疼痛	● NSAIDsや三環系抗うつ薬の回避 ● WHO除痛ラダーの使用：step 1，2，3の順に従う 　Step 1：アセトアミノフェン（カロナール®）　1 g 1日4回投与 　Step 2：アセトアミノフェン（カロナール®）＋コデイン30 mg（2錠，1日4回投与）またはトラマドール50〜100 mg（1日4回投与）＋/−定期的アセトアミノフェン（カロナール®） 　Step 3：モルヒネ5〜10 mg（4時間ごと，および必要時）；疼痛がコントロールできない場合，48時間ごとに漸増 　必要に応じて鎮痛補助薬の併用．ガバペンチン（ガバペン®），プレガバリン（リリカ®）注1 　一般的なオピオイドの副作用への対応 　腎機能低下，オピオイド中毒，良好な疼痛コントロールが得られない場合は緩和専門医へアドバイスを求める
うつ病	● 三環系抗うつ薬および多くの薬物相互作用の可能性のある薬剤の回避． ● セルトラリン（ジェイゾロフト®　50 mg 1日1回投与） ● ミルタザピン（レメロン®，リフレックス®　15〜30 mg 1日1回投与）
悪心，嘔吐	● メトクロプラミド（プリンペラン®　10〜20 mg 1日3回投与） ● ハロペリドール（セレネース®　経口投与1回0.75〜1.0 mg 1日1回〜2回，点滴静注1回1.5〜2.5 mg，就寝前または夕食後，持続静注・皮下注1.5〜2.5 mg/日から開始，維持量1.5〜5 mg/日） ● プロクロルペラジン（ノバミン®　1回5 mg 1日3回） ● オランザピン（ジプレキサ®　1回1.25〜2.5 mg適宜増減，維持量2.5〜5 mg/日）注2
便秘	● 軟化剤：ラクツロース（モニラック®），酸化マグネシウム（酸化マグネシウム®） ● 刺激剤：センナ（プルゼニド®）
口腔乾燥	● ムチンを基剤とした代用唾液 ● 無糖チューインガム
皮膚トラブル	● 石鹸の代用としての水性クリーム ● 掻痒に対しての2％メントール水性クリーム保湿剤 ● 腎不全合併例でミルタザピン（レメロン®），オンダンセトロン（ゾフラン®）

注1) 両薬剤ともに心不全増悪をきたす可能性があり，体重増加に注意する必要がある．
注2) 高血糖からケトアシドーシスや昏睡を生じた報告があり，糖尿病患者には禁忌である．

（Miriam J et al：Heart Failure and Palliative Care；a team approach. Radcliffe Publishing, London, 2006 より改変）

である．呼吸困難，疼痛，倦怠感に対する評価，治療について薬物療法を中心に述べていきます．参考に兵庫県立姫路循環器病センターで使用しているオピオイド使用のプロトコルを表2にまとめています．本プロトコルは，静注薬として使用していることの多い現状で可能な限り安全に使用することを念頭に作成しています．妥当性については現在評価中のため，施設ごとに判断し，適宜改変して使用していただけますと幸いです．

a．呼吸困難

評価：呼吸困難は末期心不全患者で高頻度に認められる症状であり，患者および家族に死の恐怖をもたらし，QOLの著しい低下につながります．原因は，心不全増悪だけでなく，貧血，胸水，NSAIDs（非ステロイド抗炎症薬）使用による腎障害の進行，慢性閉塞性

表2 兵庫県立姫路循環器病センター(オピオイド使用)プロトコル

適格基準	1. 非代償性心不全(慢性心不全急性増悪)で入院を繰り返し,心不全に伴うと考えられる,呼吸困難感,疼痛に対して症状緩和を目的として,オピオイドの投与を予定している 2. 複数の医師により,症状緩和が身体的かつ倫理的に適性であることが確認されている 3. 同意取得時の年齢が20歳以上である 4. 患者本人もしくは身体的状況などの理由で患者本人からの同意が困難な場合,家族からの文書による同意が得られている
除外基準	1. 意識障害がある 2. 血圧低下がある(収縮期血圧80 mmHg以下) 3. 呼吸抑制状態にある(呼吸回数10回以下) 4. オピオイドに対し,過敏症を含めた有害事象の既往歴がある 5. 呼吸困難感,疼痛の原因が心不全以外に存在する 6. その他,担当医師が薬剤使用が不適当と判断している
投与方法 (持続静注:シリンジポンプを使用)	1. モルヒネ10 mg,生理食塩水47 mL 計48 mL,10 mg/日(2.0 mL/時)で開始(腎機能障害eGFR＜30 mL/分,その他主治医判断で5 mg/日) 2. 呼吸回数10回/分を維持.8回以下で投与量漸減 3. 安静時呼吸困難感,疼痛の強い場合,1時間量早送り 4. 安静時呼吸困難感もしくは疼痛が強く,有害事象,傾眠傾向が認められない場合,24時間毎に1.5倍まで増量可.最大用量60 mg/日

肺疾患(chronic obstructive pulmonary disease:COPD)の合併など,多くの要因が考えられるため,主病態を注意深く検討し,状況次第ではそれらに対しての介入を優先させる必要があります.

薬物療法(オピオイド):オピオイドは,急性期に呼吸困難や疼痛の緩和に使用される一方で,心不全終末期の呼吸困難への使用は呼吸抑制の恐れとエビデンスの欠如のため使用が躊躇されることも多くあります.しかしながら,化学受容体の感受性亢進の軽減,それに続発する心不全で認められる異常な呼吸パターンの改善を介し,症状緩和に有用とされます[5].オピオイド使用時の副作用についても熟知しておく必要があり,適切な対応をとれるように事前に知識の共有を図っておくことが必要です[6].

b. 疼痛

評価:末期心不全患者の半数以上が重度で長期にわたる疼痛を有しており,進行がんと同程度であると報告されています[7].しかし,心不全患者の疼痛は過小評価されていることも明らかにされており,末期に緩和すべき症状として認識し,評価することがまず重要です.神経障害性疼痛を伴っている場合には,通常,鎮痛補助薬が必要となるため,痛みの種類を評価することも重要です.

薬物療法:がん・非がん疾患の双方において,慢性疼痛の管理には種々の作用機序を有する薬剤の併用投与が必要になります.心不全ではNSAIDsは回避されるべきであるとされており,弱い痛みの段階(ステップⅠ)は,アセトアミノフェンの投与,中等度の痛みの段階(ステップⅡ)は,弱オピオイドの追加,または切り替え,これが無効の場合はステップⅢへ進み,強オピオイドを投与します[4].

オピオイド使用にあたっての注意は,呼吸困難と同様です.疼痛はオピオイドの中枢抑制作用に生理的に拮抗するとされており,基本的に痛みのある患者に重篤な呼吸抑制を起こすことはないとされますが,心不全における多数例の報告はなく,呼吸回数を含めた慎重な評価が必要となります.

神経障害性疼痛は通常の疼痛薬では治療抵抗性であり,そのような場合,鎮痛補助薬[ガ

バペンチン，プレガバリン]の使用が検討されます．心不全患者の場合，ガバペンチンのような抗けいれん薬が安全であり，有用であるとされます．

c. 倦怠感

評価：倦怠感も心疾患患者に69～82％と高頻度でみられる症状[8]です．身体的・精神的状態の両方に関連し，自尊心の低下からスピリチュアルペインにもつながりやすい症状であり，他の苦痛への影響も考慮に入れた評価が重要です．他の症状と同様に可逆因子の評価が重要であり，利尿薬使用による低カリウム血症，過剰利尿，β遮断薬使用，睡眠障害，貧血，うつ，デコンディショニングなどが考えられます．抑うつ状態を認める患者は，抑うつ状態のない患者に比べて，疲労をはじめとする症状を多く訴えるため，倦怠感を訴える患者はうつ状態に関する評価を常に念頭に置いておく必要があります．

薬物療法：倦怠感は呼吸苦とならび慢性心不全患者の重要な主訴でありますが，介入がむずかしく，最後まで残ります．上記の可逆因子の介入に加え，薬物療法としては，ステロイド投与，心不全に特異的なものとして強心薬の投与が考慮されます．

ステロイドの使用はNa貯留から血管内容量の増加をきたし，心不全の増悪因子となりうるため，がん領域と異なり心不全においては基本的には使用すべきではない薬剤であるとされます．そのことを念頭に置いたうえで，倦怠感や食欲不振の緩和には効果がある可能性もあり，その使用の是非については多職種で慎重に判断し，施行を検討するべきです．

進行した心不全において倦怠感の原因が心拍出量の低下であることも多く，そのような場合には強心薬の投与により，症状が一過性に改善することも多く経験します．一方で，強心薬から離脱困難な状態となり，長期間の入院の後に臓器障害や感染の合併などで最終的に死に至ることも多く，2013年のACCF/AHAの心不全ガイドライン[9]で強心薬は機械補助や移植適応のない患者への緩和医療としての長期間投与に関しては，容認されるが有用性は不確実で異論もありえる(Class Ⅱb)とされています．

不応性心不全治療の選択肢として強心薬が使用されていることが多いと思われますが，入退院を繰り返す症例などで意思決定支援が良好に可能であった症例においては，強心薬を投与せず，オピオイドなどの使用による症状緩和を優先する方針を医療者・本人・家族で共有するという選択肢も存在するかもしれません．

患者の苦痛のない範囲で評価を繰り返し，薬物療法を追加していく必要があります．その前提として，適切な治療介入が行えているかの評価，患者・家族の価値観，意思の確認が望ましいことを強調しておきます．

b 支持療法[10]

緩和ケアとは前述(図1)のとおり身体的苦痛だけでなく，精神的苦痛，社会的苦痛，スピリチュアルペインを早期に発見し，的確なアセスメントと対処(治療・処置)を行うことで苦しみを予防し，和らげ，QOLを改善するアプローチとされており，多職種による専門的な評価・介入が必要となります．心臓リハビリテーションチームや心不全チームなどの多職種チームによる介入が強く望まれます．

c デスカンファレンス

亡くなった患者のケアを振り返り，今後のケアの質を高めるために，さらには医療者の

ストレスを消化しバーンアウトを回避するために多職種でのデスカンファレンスが有効とされています．亡くなった1～2週間後，医療スタッフの気持ちが整理できた時期に開催し，治療面を中心とするのではなく，今後のケアの改善，ストレスの消化が目的であることを参加者全員で認識しましょう．よかったこと，つらかったこと，疑問に思っていることなどを医師，看護師で互いに尊重し，共有する姿勢をもつ必要があります[11,12]．

文献

1) Nordgren L et al：Symptoms experienced in the last six months of life in patients with end-stage heart failure. Eur J of Cardiovascular Nursing **2**：213-217, 2003
2) 淀川キリスト教病院ホスピス(編)：緩和ケアマニュアル，第5版，最新医学社，大阪，p39, 2007
3) Rector TS et al：Patient's self-assessment of their congestive heart failure. Part 2：content, reliability and validity of a new measure, the Minnesota Living with Heart Failure Questionnaire. Heart Fail **3**：198-209, 1987
4) Miriam J et al：Heart Failure and Palliative Care；a team approach, Radcliffe Publishing, London, 2006
5) Williams SG et al：Safety and potential benefits of low dose diamorphine during exercise in patients with chronic heart failure. Heart **89**：1085-1086, 2003
6) Twycross R et al：トワイクロス先生のがん緩和ケア処方薬 薬効・薬理と薬の使い方，武田文和ほか(監訳)，医学書院，東京，2013
7) Johnson M et al：Management of pain. Heart Failure；from Advanced Disease to Bereavement, Oxford University Press, Oxford, p114, 2012
8) World Health Organization：Cancer Pain Relief, 2nd edition, World Health Organization, Geneva, p74, 1996
9) Yancy CW et al：2013 ACCF/AHA guideline for the management of heart failure；a report of the American College of Cardiology Foundation/American Heart Association Task Force on Practice Guidelines. J Am Coll Cardiol **62**：e147-e239, 2013
10) 竹原　歩ほか：末期心不全における支持療法．心不全の緩和ケア．大石醒悟ほか(編)，南山堂，東京，pp91-112, 2014
11) 広瀬寛子：明日の看護に生かすデスカンファレンス(第1回)　デスカンファレンスとは何か　意義と実際．看技 **56**：64-67, 2010
12) 山部さおり：緩和ケアに携わる医療者のこころのケア．心不全の緩和ケア．大石醒悟ほか(編)，南山堂，東京，pp205-212, 2014

4 症例から学ぶ終末期ケアの実際①

　心不全患者の多くは高齢であり，認知機能障害の合併も多く，意思決定支援が容易な症例ばかりではありませんが，兵庫県立姫路循環器病センターで緩和ケアに取り組む契機になった症例と，意思決定支援に難渋した症例を提示します．

a 事例紹介①—兵庫県立姫路循環器病センターでの取り組みの契機となった一例

- **症例**：50歳代女性，拡張型心筋症．
- **家族構成**：独居，娘二人．
- **経緯**：拡張型心筋症に伴う慢性心不全にて近医通院中であったが，徐々に進行する労作時呼吸苦を主訴に，2010年12月，兵庫県立姫路循環器病センターへ紹介受診となった．左室機能はLVEF 20％と高度に低下しており，重症の機能性僧帽弁逆流（4/4）を合併していた．両心不全の診断で兵庫県立姫路循環器病センター転院後，2週間にわたり持続濾過透析，強心薬，利尿薬投与などでの加療を行ったが，改善乏しく，移植登録は拒否，両心室ペーシングを含むその他の治療的介入も科内で検討した結果，いずれも奏効するものとは考えにくいと判断された．本人に今後のことを含めた病状説明を求められたため，患者および家族へ不応性心不全（Stage D）に至っていることの説明を行った．病状がさらに進行した場合，麻薬の使用も含めた緩和ケアを本人および家族が希望されたため，病状悪化時には強心薬を含めた現行の治療に追加して可能な範囲で緩和ケアを施行する方針とし，一般病棟へ転棟し，現行の治療を継続する方針とした．
- **緩和ケア施行後**：いったん小康状態となったが，入院4ヵ月後，感染を契機に緩徐にうっ血の進行を認め，呼吸苦も出現してきたため，病状の進行について再度本人・家族へ説明．呼吸困難感の緩和を希望されたため，モルヒネ塩酸塩水和物の持続静注を開始．一過性に夜間せん妄を認めたが，自然軽快し，日中には家族とともに桜を見に外出することもできた．モルヒネ開始1週間後，苦痛を訴えることなく徐脈から心停止に至り永眠された．

　2011年，日本循環器学会より循環器疾患における末期医療の提言[1]が提示されていましたが，具体的にどのような患者が末期医療の対象となるか，われわれは想定していませんでした．本症例を通し，薬剤使用を含む自分たちの知識が非常に少ないこと，今まで潜在的に無視してしまっていた患者の緩和ケアのニーズが存在することを痛感したところから兵庫県立姫路循環器病センターでの取り組みは始まり，その後，多くの症例を経験しています．悩まない症例はありませんが，特に対応が困難であった一例を引き続き提示します．

b 事例紹介②—意思決定支援に難渋した一例

- **症例**：60歳代男性，虚血性心筋症．
- **家族構成**：妻と長男の3人暮らし，長女は近所に住んでいる．
- **既往症**：冠動脈バイパス（CABG）術後（15年前），両室ペーシング機能付き植込み型除

細動器（CRT-D）植込み（5年前），2型糖尿病（インスリン使用中），慢性腎臓病（CKD, Stage Ⅲa）．
- **職業歴**：営業職．仕事にやりがいを感じている壮年期にCABG施行．その後，部署異動を機に早期退職．
- **経緯**：20年来の糖尿病患者であり，15年前に3枝病変に伴う労作性狭心症の診断で冠動脈バイパス術を施行．徐々に心機能低下は進行し，5年前に初回心不全を発症し入院．同年，CRT-D植込み施行．その後も入退院を繰り返し，計13回心不全入院を繰り返していた．2013年11月，蜂窩織炎に伴うと考えられる発熱後に呼吸困難感の増悪を訴え，兵庫県立姫路循環器病センター来院．収縮期血圧の低下，両側胸水貯留を認め，慢性心不全急性増悪の診断で緊急入院となった（2013年5回目の入院）．
- **入院時身体所見**：意識清明，血圧 75/31 mmHg，脈拍数60回/分，体温36.2℃，呼吸回数20回/分，SpO$_2$ 98 %（O$_2$ 2L canula），聴診上Ⅲ音（＋），systolic murmur（＋），下腿浮腫（++）．
- **採血結果**：WBC 16,600/μL，Hb 9.0 g/dL，Hct 22.5 %，Plt 33.8×10^4/μL，CRP 25.6 mg/dL，Na 129 mEq/L，K 3.8 mEq/L，BUN 90 mg/dL，Cr 2.05 mg/dL，AST 38 IU/L，ALT 32 IU/L，BNP 899 pg/mL．
- **内服薬**：
  - カルベジロール錠10 mg 1錠，アスピリン錠100 mg 1錠，アトルバスタチンカルシウム水和物錠10 mg 1錠
  - フェブキソスタット錠20 mg 1錠，クエン酸第一鉄ナトリウム錠50 mg 1錠，ニコランジル錠5 mg 3錠
  - スピロノラクトン錠A 25 mg 3錠，酸化マグネシウム錠250 mg 3錠，センノシド錠12 mg 2錠
  - ラシックス錠40 mg 2錠，アゾセミド錠30 mg 1錠，ピモベンダン錠1.25 mg 2錠
- **入院後経過**：入院後ドブタミン塩酸塩2γで持続静注を開始し，ピモベンダンを2.5 mgから5 mgへ増量．蜂窩織炎に対して抗菌薬を投与し，心不全加療を並行して行った．前回の入院中から，心不全の経過についての説明の時期を図るため，家族へは末期に至るまでの経過説明と症状緩和の選択肢について説明を行った．本人への説明に関しては，家族から「本人が病状を受け入れることは困難であり，説明を受けた後に家族へストレスを発散することが予想されるため，止めてほしい」と希望があった．意思決定支援には，家族および本人の想いを尊重する必要があると考えたため，不安，病状認識，コミュニケーションの評価ツールである，Support Team Assessment Schedule 日本語版（STAS-J）(**表1**)[2]を用い，繰り返し本人・家族の想いを評価した．患者は予後に関して非現実的に思っている一方で，不安も非常に強いことが判明し，それは最期まで変わらなかった．不安によるものか，予後に関する説明について聞きたくないという希望があったため，状態が悪くなった際の薬剤使用は最期まで躊躇した．家族の想いとしては，予後については十分に認識しているものの，それを本人へ伝えることは希望せず，患者と家族のコミュニケーションは状況認識の不一致によりうまくいかないことも多いように思われた．

症状経過としては，感染兆候は軽快したものの，利尿は十分に得られず，それからも心不全は小康状態を保つ時期を経た後に徐々に増悪傾向となった．食欲不振も進行し，

表1 STAS-J

1. 痛みのコントロール：痛みが患者に及ぼす影響
2. 症状が患者に及ぼす影響：痛み以外の症状が患者に及ぼす影響
3. 患者の不安：不安が患者に及ぼす影響
4. 家族の不安：不安が家族に及ぼす影響
5. 患者の病状認識：患者自身の予後に対する理解
6. 家族の病状認識：家族の予後に対する理解
7. 患者・家族のコミュニケーション：患者・家族とのコミュニケーションの深さと率直さ
8. 医療専門職間のコミュニケーション：患者・家族の困難な問題についてのスタッフ間での情報交換の早さ，正確さ，充実度
9. 患者・家族に対する医療専門職とのコミュニケーション：患者や家族が求めたときに医療スタッフが提供する情報の充実度

の9項目からなる．

医師，看護師など医療専門職による「他者評価」という方法をとるため，患者に負担を与えないという利点がある．　　　　　　　　　　　　　　　　　　（http://plaza.umin.ac.jp/stas より）

第30病日には持ち込み食を可とし，36病日には多職種カンファレンスを行い，呼吸困難増悪時にはモルヒネを開始するが，その際には本人へは症状をとるための薬という説明に留める方針とした（最終局面が近づいているという話はしないこととした）．第37病日，モルヒネ持続静注5 mg/日で開始．同量で維持し，呼吸苦は改善傾向となったものの，徐々に傾眠傾向となり，第40病日永眠された．

● **デスカンファレンスの施行**：1週間後に多職種でデスカンファレンスを施行．主治医からは診断時や心不全を繰り返す段階で，経過について早期に一般論として説明できれば患者の意思を確認できたのではないかという意見があり，看護師からは，途中から倦怠感が症状として前面に出現してきていたため，ステロイドや鎮静薬の使用ができたのではないか，本人・家族への説明次第で本人と家族の病状認識のずれを調整できたのではないかというような意見が聞かれた．

本症例では，家族の意思を尊重し，本人への病状説明，意思決定支援を行うタイミングをうまく調整することができませんでした．残される家族への配慮は必要であり，本人への病状説明も医療者の押しつけとなってはいけません．高齢の認知症合併症例も多く，意思決定支援が容易でない症例は実際にはたくさんあり，それ以外にも課題のない症例は存在しません．そのようなことを再確認させられる症例でした．

失われた命は決して戻ることはありません．適切な治療のうえで病状，患者の価値観に合わせた意思決定支援を行い，心不全患者の人生に寄り添う医療である緩和ケアを治療と並行して実践し，よい形で生を終えることを支援する．そのような視点をもつことが今後の心不全診療には必須となると考えられます．本項がその一助となりましたら幸いです．

文献

1) 循環器病の診断と治療に関するガイドライン（2008-2009年度合同研究班報告），循環器疾患における末期医療に関する提言
2) STAS-J：Support Team Assessment Schedule（http://plaza.umin.ac.jp/stas）

5 症例から学ぶ終末期ケアの実際②

わが国では心不全は疾病上，がんなどの悪性腫瘍と区別され，いまだ良性疾患に分類されています．確かに短期の入院だけで回復可能な心不全の病態や病期もありますが，良性腫瘍のように無限ではなく，再入院を繰り返しながら次第に増悪し最期には死に至る疾病です．そのためがんでは当たり前とされている告知や緩和医療などの終末期ケアの整備が十分に行き届いているとは言いがたい現状があり，これが大きな一つ目の問題点です．

1950年代の米国のフラミンガム研究以来，自覚症状による病期により予後も規定されており，近年心保護薬など薬物療法や心臓再同期療法（CRT）などの非薬物療法を組み合わせることによりその予後は近年改善しつつありますが，病期第Ⅰ期（NYHA分類Ⅰ度）の5年生存率は80％であるのに対し，病期第Ⅳ期（NYHA分類Ⅳ度）の5年生存率は50％と，実際きわめて不良であることをまず広く認識すべきです．

適切な告知や緩和医療への移行などの終末期医療の制度や考え方などの正しい普及なくして，膨大な数にのぼる心不全患者を限られた医療資源の中で扱うには限界があり，すでに欧米先進国の一部ではそのような心不全に関する医療問題に積極的に取り組んでいる国もみられ始めています．告知や終末期ケアの第一歩はまずこうした疾病特徴を認識したうえで，どこまで介入し，どこからは終末期ケアに移行すべきか，あるいはどのような終末期ケアを行うべきかを，常に考えながら医療を行うことが重要と考えられます．

本項では，具体的な症例をあげて，心不全の終末期医療に対して，現在の医療レベルで行いうる範囲の薬物療法と非薬物療法を合わせた心不全治療を最大限行いつつも，そのうえでどのタイミングで終末期緩和医療への移行を考えるべきか，あるいは具体的にそれをチームとしてどのように実践すべきかについて，考察してみたいと思います．

a 事例紹介―40歳代女性の拡張型心筋症による治療抵抗性心不全の一例

- **症例**：拡張型心筋症の40歳代女性．
- **経緯**：内服治療と心臓リハビリテーションを行っていたが，循環虚脱で入院．人工呼吸管理のうえ，強心薬，大動脈内バルーンパンピング（IABP）で治療を開始．心臓移植は社会的適応を満たさず．重度の機能性僧帽弁閉鎖不全症に対し，僧帽弁形成術（MVP）

表1 症例の主訴など詳細

主訴	労作時および夜間呼吸困難（NYHA Ⅲ度）
現病歴	2012年8月下旬から労作時および夜間呼吸困難出現． 近医にて加療を受けるも軽快せず． 2012年10月当科外来紹介受診．精査加療目的に入院．
既往歴	失神既往なし，健診異常指摘歴なし
家族歴	心疾患による突然死なし
運動歴	高校生まで運動部
職業歴	軽作業（10 kg程度のもの運び）
喫煙歴	20本/日×21年（41歳に禁煙）
飲酒歴	機会飲酒

表2 社会的・経済的・精神的背景

家族構成	夫：本人と同居，挙児希望なし 父：70歳代，うつ病 母：70歳代，夫婦同居，夫のうつ病介護 妹：30歳代
家計の収入源	夫の収入に依存，週6日勤務

I. 実践編：心不全のあたらしいケアと管理

表3 心臓リハビリテーション

	第1回入院 （10月下旬〜 12月上旬）	第2回入院 （12月末〜3月下旬，MVP， ABL，CRT-D後）	外来 （3月下旬〜 7月上旬）	第3回入院 （7月上旬〜現在）
リハビリテーション目標	運動耐容能の改善，自宅退院	運動耐容能維持・改善	運動耐容能維持・改善	入院中のストレス緩和
リハビリテーション内容	ストレッチ，筋力強化，有酸素運動	【術後早期】 ストレッチ，マッサージ，軽めのレジスタンストレーニング（立位下） 【術後後期】 ストレッチ，立位での下肢運動，歩行練習，筋力強化，自転車エルゴメーター	ストレッチ，筋力強化，自転車エルゴメーター	ストレッチ，リラクゼーション，車いす乗車，爪先立ち，ホットパック
身体能力	6分間歩行：495 m	立位保持1分間 →連続歩行220 m（3分20秒）	自宅内日常生活可能	病棟内点滴棒歩行自立
NYHA	Ⅱ	Ⅱ→Ⅳ→Ⅱ	Ⅱ	Ⅲ〜Ⅳ

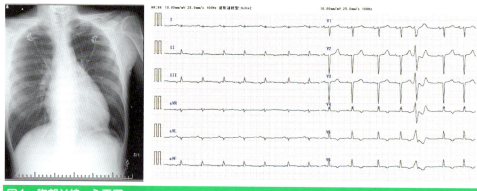

図1 胸部X線・心電図

胸部X線：心胸比56.5％，軽度胸水貯留，うっ血（＋）．
心電図：HR 80 bpm，正常洞調律，正常軸，孤発性VPC，V_1〜V_3でpoor R progression．

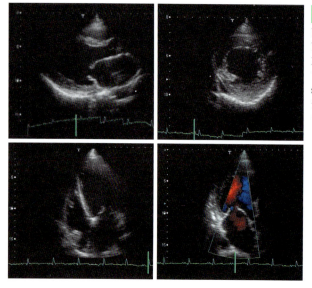

図2 心エコー図

LVDd/s：63/51 mm，LVEF：29％，IVS/LVPW：9/9 mm，AoD/LAD：28/50 mm．
左室壁運動：下壁〜後壁の基部から心尖部までsevere hypokinesis．心尖部は全周性にsevere hypokinesis．明らかな心内血栓なし．
弁：PMLはテザリングで可動性低下，明らかな逸脱なし．

F. 終末期ケアの実践法

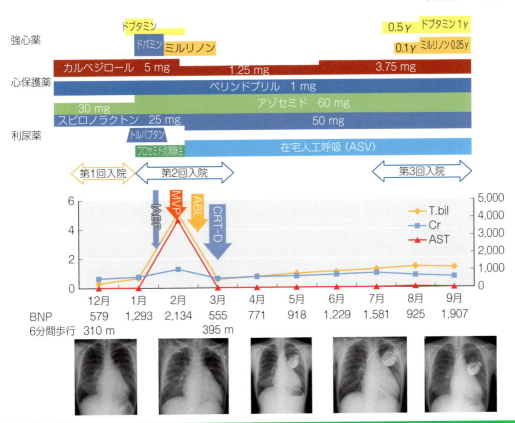

図3 臨床経過

二次性心筋症の鑑別に各種検査を行ったがいずれも陰性で，拡張型心筋症の可能性が最も高いと考えた．
慢性心不全治療として，カルベジロール，スピロノラクトン，ペリンドプリル，アゾセミド内服を開始した．左室収縮不全に伴う左室内血栓予防目的にワルファリン内服も開始した．
内服調整（＋心臓リハビリテーション）で心不全を代償化することができた．退院直前の心不全関連データは，BNP 579 pg/mL，6分間歩行テスト310 m，慢性心不全としてはNYHA II～III度であった．
退院3週間後に，5 kgの体重増加，起坐呼吸があり慢性心不全増悪の診断で再入院した．体液貯留があり，ループ利尿薬で利尿を図ったが，改善がなかった．トルバプタン内服も開始したが効果は乏しかった．その後，低心拍出症候群（LOS）となり，肝腎機能障害を認め，カテコラミン補助（ドブタミン塩酸塩＋ドパミン塩酸塩）を開始した．CRT-D，MVPを待機的に行う予定であったが，LOSがさらに悪化した．IABPを挿入し，緊急でMVPを行った．

を行い循環動態は改善．心房粗動に対するアブレーション後，CRTを施行．心不全の代償化を得て自宅退院したが，3ヵ月後に低心拍出症候群で再入院．現在もカテコラミン依存状態．薬物療法抵抗性心不全に対し積極的な非薬物療法（MVP＋アブレーション＋CRT-D＋在宅人工呼吸）で循環虚脱から一度は離脱できたが，心臓移植適応の社会的要件を満たさず，補助人工心臓（VAD）や心臓移植の適応とならない症例が存在し，今後の拡張型心筋症治療における問題点と考えられた．

b 治療経過と終末期ケアのタイミング

以下，当時のカンファレンスで使用した治療経過のスライドを示します．
本例では精神疾患であるうつ病と，社会的・経済的背景（仕事で多忙な夫との二人暮らし）にて（表1，表2），65歳未満でしたが心臓移植やVADの適応となりえず，現状で使用

可能な薬物療法や，心臓リハビリテーション（表3），CRT-D，カテーテルアブレーションなどの非薬物療法のすべてを投入して治療を行いましたが（図1～3），このスライドの後，数ヵ月してさらに再入院を繰り返し増悪し，死亡に至ったケースです．

終末期告知や緩和医療は，このカテコラミン依存状態となった最後の入院時に入ってようやく導入されました．3ヵ月にわたる最後の入院では，患者本人およびキーパーソンである夫への病状説明が繰り返し行われ，末期には強い呼吸苦と本人家族の希望によりモルヒネなどの使用も行われました．

モルヒネ使用後は本人の苦痛や不安はやわらぎ，夫は仕事終了後や休日に本人を訪問し，医療者はその間の不安を軽減するような本人とのコミュニケーションを心がけました．結果，本人はみずからの病状を受容し，夫ともよい関係を保ったまま最期を迎えられるようになりました．

当初，さまざまな治療に終始したあまり，本人・夫へのメンタルなサポートが遅れがちになりましたが，終末期の状態から振り返って考えると，心不全の病態が不可逆的と見通せた時期に，あるいはそれよりもさらに先に前もって（アドバンスト・ケア・プランニング）心不全のステージの進行を本人・家族に告げながら進めていってもよかったのではと考えています．

今後はこのような症例に対しては，より早期からの臨床心理士の介入や，看護サイドからの精神的サポートなどもうまく活用し，医師単独で心不全のみの治療に偏らないように，本人家族をみながら心不全患者家族全体として医療を行うことができれば理想的と考えられます．

第Ⅱ章

押さえておくべき心不全の最新知識

基礎編

Ⅱ. 基礎編：押さえておくべき心不全の最新知識

A 心不全の病態の理解

1 心不全の疫学

　生活習慣病の増加や高齢化を背景として，心不全の患者数は現在も増え続けています．この傾向はもちろん，リスク因子の増加のみでもある程度は説明可能ですが，もう一つの大きな要因として，虚血性心疾患に代表されるような急性疾患の生命予後がこの20年で大きく改善されていることがあげられます．加えて，拡張型心筋症を含むいわゆる収縮不全心不全の患者において一つの主要な死因であった不整脈突然死も，近年の植込み型除細動器（ICD），両室ペーシング機能付き植込み型除細動器（CRT-D）などのデバイスの進化や，その使い方・適応に関する臨床研究の進歩のおかげで確実に減少しつつあります．つまり，これまでは心不全に至ることなく亡くなっていた患者らの終末像としての心不全患者の増加も，現代における心不全患者数の増加に寄与している可能性があると考えられます．

　わが国の疫学調査によると，心不全患者の数は2035年までは増加の一途をたどり，その数は130万人に達すると予想されています（図1）．また，数のみならず，当然ながら全人口において高齢化が起こることに伴い「心不全患者の高齢化」もより重大な問題なると考えられます．このことは非常に重要です．これまで，わが国を含め世界で行われてきた心不全における臨床研究の多くは，高齢心不全患者を除外しているものが少なくありません（単に年齢だけでなく，合併症で除外基準を設けること自体が結果的には高齢者除外につながります）．今後は世界でこの心不全患者の高齢化が起こる可能性が高く，わが国はその対策を先駆けて行う必要性に迫られています．

　これまでわが国では心不全の疫学を明らかにすべく，優れた大規模レジストリ研究が行われました．その結果，多くのわが国の心不全患者の特徴が，欧米との相違点とともに明らかになってきました．ここでは急性心不全と慢性心不全に分け，その概要を述べたいと思います（表1）．

a 急性心不全（ATTENDレジストリ）

　現在のところ，わが国で行われている唯一の急性心不全レジストリは「ATTENDレジストリ」です[1]．この研究は現在も登録が継続されており，非常に多くの数の急性心不全患者の経過を追い続けています．海外にも急性心不全患者を登録した研究は多くあり，米国では著名なレジストリ（ADHERE[2]やOPTIMIZE-HF[3]）はほとんど心不全増悪で入院した心不全患者を対象に行われており，どちらかというと急性心不全患者のレジストリといえるでしょう．欧州ではESC-HFレジストリ[4]というレジストリが行われており，これらとATTENDレジストリの患者背景を比較すると，わが国の急性心不全患者の特徴は若年であり，虚血が原因であることが少ないこと，また糖尿病が少ないことがあげられます．また，特筆すべきはその入院期間であり，欧米がおおむね5～6日であるのに対し，

A. 心不全の病態の理解

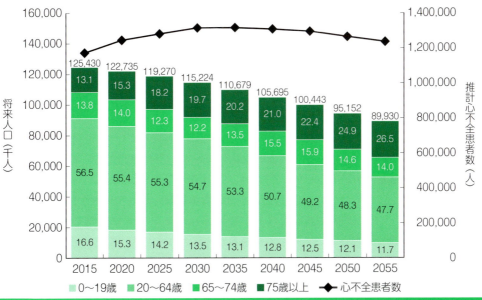

図1 人口および年齢構造と心不全患者数の将来推計（2015〜2055年）

（眞茅みゆきほか：慢性心不全の疫学．心不全診療Q＆A．中外医学社，東京，2012より）

表1 心不全の疫学

	ATTEND	CHART-2 (Stage C/D)	OPTIMIZE-HF	ESC-HF AHFコホート	ESC-HF CHFコホート
地域	日本	日本	米国	欧州12ヵ国	
登録期間	2007〜2011	2006〜2010	2003〜2004	2009〜2010	
患者数	4,842	4,736	48,612	1,892	3,226
年齢	73.0±13.8	68.2±12.3	73±14	69±13	66±13
男性（%）	58	69.8	48	63	70.3
収縮期血圧（mmHg）	145.5±36.7	128.3±18.6	143±33	133±29	125±20
心拍数	98.6±29.1	71.0±14.1	87±22	88±24	72±14
LVEF（%）	-	56.9±15.5	39±18	38.3±14.2	38.0±12.8
LVEF≧40%	45.8	68.7 (EF≧50%)	51.2	35.5 (EF≧45%)	30.5 (EF≧45%)
虚血性心不全（%）	31.1	47.1	46	51	40.5
合併症 高血圧	69.4	74.3	71	62	58.3
糖尿病	33.8	23.3	42	35	29
心房細動	39.6	31	31	44	38.6
登録時内服薬（%） ループ利尿薬	48.7	50.9	61	-	82.8
ACE阻害薬	14.1	44.6	40	-	64.9
ARB	31.1	31.8	12		27
β遮断薬	33.9	49	53		86.7
入院日数（中央値）	21	-	6.4	8	-
1年死亡率（%）	-	4.2	-	-	7.2
院内死亡率（%）	6.4	-	3.8	3.8	-

103

ATTENDでのデータではわが国の急性心不全患者の入院期間の平均と中央値はそれぞれ30日と21日でした．その一方，院内死亡率に目を向けるとわが国における急性心不全の院内死亡率は，他の国と比較し大きく変わらないことに気づきます．このことはわが国の急性心不全治療の大きな特色として，より深く議論が必要なことかもしれません．

b 慢性心不全（CHART-2レジストリ[5]）

慢性心不全のレジストリというものを「その時点で入院していない心不全患者を登録した研究」と定義すると，わが国で代表的なレジストリにCHART-2レジストリがあります．この研究は東北大学が中心となって行われ，心不全のステージによっていくつかに分かれていますが，ここではStage C/Dの心不全患者を登録した研究を慢性心不全のレジストリとします．これは計10,000人以上が登録されたレジストリ研究であり，そのうち79.5％は外来で管理されている心不全患者が登録されました．海外での同様な研究としてはESC-HFレジストリ研究がありますが，これは2009年にEU内の12ヵ国で行われたレジストリ研究で，急性心不全コホートと慢性心不全コホートに分けて登録しています．CHART-2レジストリコホートとESC-HF慢性心不全コホートを比較すると，わが国は左室収縮能（left ventricular ejection fraction：LVEF）が保たれた心不全（heart failure with preserved ejection fraction：HFpEF）の率が高いこと，糖尿病が少ないこと，またACE阻害薬とARBの使用率が欧米と異なり，明らかにARBの処方率が高いことが特徴といえます．一方，その1年死亡率はESC-HFが7.2％であったのに対し，CHART-2では4.2％とやや低いこともわかります．

文献

1) Sato N et al：Clinical features and outcome in hospitalized heart failure in Japan (from the ATTEND Registry). Circ J **77**：944-951, 2013
2) Adams KF Jr. et al：Characteristics and outcomes of patients hospitalized for heart failure in the United States；rationale, design, and preliminary observations from thefirst 100,000 cases in the Acute Decompensated Heart Failure National Registry (ADHERE). Am Heart J **149**：209-216, 2005
3) Gheorghiade M et al：Systolic blood pressure at admission, clinical characteristics, and outcomes in patients hospitalized with acute heart failure. JAMA **296**：2217-2226, 2006
4) Maggioni AP et al：EURObservational Research Programme；the Heart Failure Pilot Survey (ESC-HF Pilot). Eur J Heart Fail **12**：1076-1084, 2010
5) Shiba N et al：Trend of westernization of etiology and clinical characteristics of heart failure patients in Japan；first report from the CHART-2 Study. Circ J **75**：823-833, 2011

2 心不全の機序・分類

a 症状と器質的異常による分類

「心不全」と一言にいっても，その機序や分類は非常に多様で複雑です．心不全をどのように定義するかについてはさまざま意見があるかと思いますが，大まかには二つのファクターで決まります．一つは心臓の構造的異常であり，もう一つは心不全症状です．米国心臓病学会／米国心臓協会（ACC/AHA）から出されているガイドラインでは，心不全はStage AからDまでに分けられており（表1），たとえ心不全の症状［いわゆるNYHA分類（155頁参照）でカテゴリー化されるような］をその時点で認めていなかったとしても，高血圧や糖尿病の患者はすでに心不全の入り口にいる，という意味でStage Aと定義し，生活習慣病から心不全への進展を意識して心不全を分類しています．それに対して，2012年の欧州心臓病学会（European Society of Cardiology：ESS）からのガイドラインでは「心不全は心臓の構造的な異常から，息切れや下腿浮腫などの症状を伴う状態」と定義されており，こちらは心不全症状の存在を心不全診断の必須条件としています．ただ，いずれのフレームワークで心不全を捉えるとしても，「心不全症状が存在しているのか」と「心臓に構造的な異常を認めるか」というのは，詳細な病歴聴取・身体所見のチェックと心エコーなどを使用した，詳細な検査で明らかにされるべきでしょう．そのうえで患者一人ひとりが今どのような状態の心不全なのかは心不全ステージやNYHA分類といったメディカルスタッフ間の共通語を用い表されるべきです．

b 左室収縮能による分類

以前は心不全という疾患は，左室収縮能（LVEF）が低下していることとほぼ同義であるように扱われてきました．しかしながら，近年の多くの研究から，実はLVEFが保たれている患者でも心不全症状をきたす患者が多数存在することが明らかとなり，HFpEFと呼ばれるようになりました［一方，LVEFが低下した心不全はheart failure with reduced ejection fraction（HFrEF）と呼ばれます］．その後，多くの研究によって，詳細にエコー

表1　ACC/AHA心不全ステージ

Stage	A	B	C	D
説明	心不全発症のハイリスクではあるが，明らかな心機能異常も心不全症状もない	心臓の構造的異常があるが，心不全症状がない	心臓の構造的異常があり，心不全症状がある	可能な限り最大の薬物療法が行われているのにもかかわらず，治療抵抗性の心不全があり，特別な介入を必要とする
該当患者	高血圧，動脈硬化性疾患，糖尿病，肥満，メタボリックシンドローム もしくは 心毒性のある薬の使用者，心筋症の家族歴	陳旧性心筋梗塞，左室肥大or左室収縮障害，無症候性弁膜症	器質的異常があり，かつ「息切れ，疲労感，運動耐容能低下」を伴う	できる限りの治療介入後にも安静時の症状を認める

（Hunt SA et al：Circulation 112：e154, 2005より作成）

で観察した際にHFpEFは必ずしも収縮能が保たれているわけではないこと，予後はHFrEFと同程度に悪いこと，HFrEFと比較しさまざまな合併疾患をもつことが明らかとなりました．その他，現在までにわかっているHFpEFの特徴としては高齢，女性，高血圧の既往，左室肥大，糖尿病などがありますが，なんといってもこのLVEFによる分類が重要である一番の理由は，どちらのタイプの心不全かによって「薬物やデバイス治療が変わってくる可能性がある」からに他なりません．心不全にはさまざまなところがありますが，その治療が有効かどうかはこのHFpEFかHFrEFかによるところが多くあります（詳細は「第Ⅱ章-C-1．薬物療法」と「第Ⅱ章-C-2．非薬物療法」参照）．もちろん，「それではHFrEFとHFpEFの境目のLVEFは何％なのか」という未解決の問題はあるにせよ，特に心不全患者の治療についてチームで議論するときに「その患者がHFpEFなのかHFrEFなのか」を分けて話すことは大切だと考えられます．

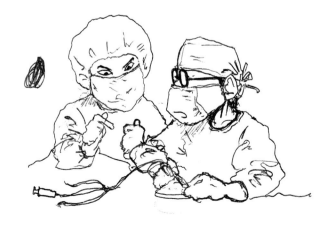

3 心不全の病態生理

心不全は「心」が「不全」な状態ですので，概念としては広く受け止められることになります．正常な心臓では，1回心拍出量（1回の左室の収縮で拍出される血液量）が大体60〜100 mLであり，これに心拍数をかけたものが1分間に実際に拍出される血液量となり，「心拍出量」と呼ばれます．この1回拍出量（stroke volume：SV）を規定している因子として，①前負荷，②後負荷，③心収縮力の3つがあります．

a 心拍出量の規定因子

1 前負荷

前負荷とは左室拡張末期圧（left ventricular end-diastolic pressure：LVEDP）のことです．つまり，左心室がめいっぱい拡張した際にどれくらいの圧力が左室の中で生じているか，なのですが，これを（簡潔に）理解するためには風船を思い浮かべるとよいと思います．風船を自分でふくらまそうとしたときに，ちょっとだけ空気を吹き入れたら空気が返ってくる力は小さく，思いっきり多く吹き入れたらその分強い力で空気が返ってこようとしますよね．心臓も同じで，基本的に心筋はゴムのようなものなので多くの血液（空気）が入ってくると，その結果としてLVEDPが上昇し，次の1回拍出量は増加します．この関係性を関係性を表したものが図1です．3つの曲線のうち正常心（図1曲線a）の曲線はLVEDPが上昇するに従い，SVも上昇しているのがわかります．つまり，風船に多く空気を吹き入れれば，その分だけ口を離したときに吹き出てくる空気の量が増えるわけです（ゴムですから）．正常の心臓はこれに加えて，必要であればより効率的に心拍出量を稼ぐ状態にもできます（運動時など：図1曲線b）．ところが，このゴムが緩んでくるとどうなるでしょうか．吹き入れてもゴムがダルダルだと空気は勢いよく出てこないかもしれません．この状態が収縮不全をきたした心不全（図1曲線c）です．それにもかかわらず，血液は左室に入ってくるので，LVEDPは結果として上昇し（入ってくるのにそれを十分に吐き出せないのでたまっていきます），ついには肺うっ血をきたします．図1曲線cは「寝て

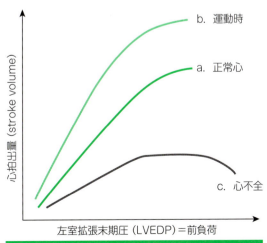

図1　左室拡張末期圧と心拍出量

いる」状態です．「寝ている」というのはLVEDP（入ってくる血液）が増加してもSV（出ている血液）が十分に比例して増えないことを意味します．これが前負荷が心不全や肺うっ血に寄与する簡単な理由です．

2 後負荷

後負荷は，簡単にいうと「左室が血液を駆出するときに打ち勝たないといけない圧力」で，血圧がこれにあたります．後負荷も前負荷と同様，通常は多少変動したところで大きく心収縮力にはほとんど影響を与えないのですが，心不全となってしまった心臓では少しの後負荷の増加が大きくSVを減らすことで，さらなる心不全の増悪に寄与します．

3 心収縮力

一般的には，心筋は伸ばされると伸ばされただけ縮む力が上昇します．この関係性を「長さ－張力関係」といいますが，この関係性は常にさまざまな因子によって制御されています．たとえば，ノルエピネフリン濃度が高まればこの曲線は上方へ変移し，同等の心筋の引き伸ばしに対してもより大きな張力が発生し，SVの上昇に寄与します．これがカテコラミン濃度が（正常心では）SVに関係する仕組みです．この関係性も心不全となってしまった心臓では損なわれており，正常心のようにSVを増加させることができません．

b 神経体液性因子

心不全治療の大きなターニングポイントだったと思われるのは，心不全の病態生理が「新収縮力の低下」から「神経体液性因子が不適切に賦活化されている状態」と認識され，かつ薬物による介入が行われるようになったことではないでしょうか．一般的にレニン－アンジオテンシン－アルドステロン系や交感神経系の活性化は，短期的には心不全に対して代償的に働きますが，これが長期間になると逆に後負荷の増大や浮腫，心筋のリモデリングなどを介し予後を悪くします．心不全患者に対してACE阻害薬やARBなどの薬物療法が効果的な理由は，この神経体液性因子の活性化を抑えることだと考えられています．

4 心不全の症状と問診のポイント

a 問診のポイント

　病歴からだけでは心不全は診断できませんが，心不全の診断には労作時息切れや浮腫などの「心不全症状が存在すること」が大前提です．そのため，詳細な病歴の聴取は非常に重要であり，そこには多くの情報が隠れています．特に大事なのは「どのような疾患や習慣が心不全を引き起こしたか」にフォーカスして聴取することです．たとえば，慢性心不全の増悪時には怠薬があったか，水分摂取量はどうだったかなどを聞くことが，今回の入院の原因を特定するためのみならず，今後の心不全による再入院を防ぐためにも必要になると思われます．また，初発の心不全患者では前後3世代の家族歴を聴取することも非常に重要です（家族性心筋症の可能性）．2013年のACCF/AHAガイドラインには聴取すべき病歴と評価すべき身体所見がまとめられています（表1，表2）．

b 自覚症状

　自覚症状は，大きく「急性or亜急性症状」と「慢性症状」に分けられるかと思いますが，厳密な分かれ目はありませんので，「どのような症状がいつから出現して，増悪しているのか」にフォーカスして症状を聴取するのが好ましいと考えられます．

1 急性or亜急性（数日から数週間単位で）
- 労作時and/or安静時息切れ
- 起坐呼吸
- 下腿浮腫
- 発作性夜間呼吸困難
- 右季肋部不快感（右心不全による肝うっ血）

2 慢性期（数ヵ月単位で）
- 下腿浮腫/食欲不振/疲労感/腹部膨満感が息切れよりも主体であることがある
- 肺うっ血よりも胸水貯留が多くみられる

c 身体所見

　身体所見を評価するうえでのポイントを，以下に示します．

1 バイタルサイン
　脈圧が25 mmHg以下のときには，心拍出量の低下を疑います．

2 体液量評価
　ラ音・末梢性浮腫・頸静脈怒張の3つが主な所見です．ラ音は急性・亜急性心不全においては重要な所見ですが，慢性心不全においてはたとえ肺動脈楔入圧が上昇していたとしても，認めないこともあります．末梢性浮腫は通常下肢の腫脹として出現しますが，腹水や肝脾腫としても出現することもあります．

3 頸静脈怒張
　静脈圧を患者の内頸静脈の高さから推定することで，右房圧を推定できます．やり方としては30〜60°の角度で患者を徐々に起こしていき，内頸静脈を同定します．そして，

Ⅱ．基礎編：押さえておくべき心不全の最新知識

表1　心不全を疑う患者から聴取すべき病歴と評価すべき身体所見

	項目	内容
聴取すべき病歴	心不全の原因の手がかりを探す	生活習慣（アルコール・糖尿病），詳細な家族歴（特発性・家族性拡張型心筋症），甲状腺機能など．
	症状の持続期間	最近生じた収縮性心不全は自然に改善していることがある．
	息切れ・疲労感がどのようなときにどれくらいの強さで生じるか，胸痛・運動耐容能・生活強度・性的活動などについて	NYHAを評価するため．また心筋虚血の可能性を知るため．
	食事が摂れているか，体重減少について	消化器症状は心不全患者においてよくみられる．また体重減少（カヘキシー）は心不全患者において予後不良因子である．
	体重増加があるか	急速な体重増加は体液貯留を示唆する．
	動悸や失神・失神前駆症状があるか，ICD植込み患者においてはICDのショックがあったか	動悸は発作性心房細動の可能性を示し，失神・ショックは心室性不整脈の可能性を示す
	一過性脳虚血発作や血栓の症状があるか	抗凝固療法の適応に関する情報となる．
	末梢性浮腫や腹水などに関する自覚症状	体液貯留を示唆する．
	夜間呼吸困難・不眠	睡眠時無呼吸を治療することは心機能の改善と肺高血圧の低下につながる可能性がある．
	ここ最近の心不全入院歴	予後と関連する．
	最近心不全治療薬の怠薬があったか	必要である薬が処方されていない場合，それが不耐性・禁忌であることなどが原因であるかを確認する．
	心不全を増悪させるような薬を服用していないか	必要であれば取り除く．
	食事について	どれくらい水分・塩分摂取について気を遣っているか．
	周囲の環境	家族のサポートが得られているか，内服へのアクセスが悪くないかなど．
とるべき身体所見	BMIと体重減少があるか	肥満は心不全の原因．カヘキシーは心不全の予後不良因子．
	血圧（臥位・立位）	高（低）血圧があるか，脈圧は心拍出量の目安になるかもしれない．Valsalva手技に対する血圧の反応はLVEDPの指標となるかもしれない．
	脈	用手的な脈の触診は脈の不整がないかなどを確認できる．
	起立時の血圧・脈の変化	脱水や薬剤による過剰な血管拡張の有無の手がかりとなる．
	安静時の頸動脈怒張と肝頸静脈逆流	うっ血を知るのに最も有用な身体所見．
	Ⅲ音や心雑音	Ⅲ音の存在はHFrEFにおける予後不良因子．心雑音は弁膜症の可能性を示す．
	心音の最強点の位置	心音の増強や最強点がずれていることは心拡大を意味する．
	胸壁拍動	右心室機能不全and/or肺高血圧の所見．
	呼吸状態（呼吸数・ラ音・胸水）	進行した慢性心不全では，うっ血があるにもかかわらずラ音が聞こえないこともある．
	肝腫大 and/or 腹水	通常，体液貯留を示す．
	末梢浮腫	多くの患者で体液貯留があったとしても浮腫がないこともある（特に若い患者）．
	下肢冷感	下肢の冷感は心拍出量低下の可能性を示唆する．

（Yancy CW et al：J Am Coll Cardiol 62：e147, 2013 より改変）

表2 息切れがある患者において、各病歴・身体所見の心不全診断における有用性

所見		感度/特異度		尤度比	
		感度	特異度	陽性	陰性
初見での印象		0.61	0.86	4.40	0.45
病歴	心不全	0.60	0.90	5.80	0.45
	心筋梗塞	0.40	0.87	3.10	0.69
	冠動脈疾患	0.52	70.00	1.80	0.68
	脂質異常症	0.23	0.87	1.70	0.89
	糖尿病	0.28	0.83	1.70	0.86
	高血圧	0.60	0.56	1.40	0.71
	喫煙	0.62	0.27	0.84	1.40
	COPD	0.34	0.57	0.81	1.10
症状	発作性夜間呼吸困難	0.41	0.84	2.60	0.70
	起坐呼吸	0.50	0.77	2.20	0.65
	浮腫	0.51	0.76	2.10	0.64
	労作時息切れ	0.84	0.34	1.30	0.48
	易疲労感＋体重増加	0.31	0.70	1.00	0.99
	咳嗽	0.36	0.61	0.93	1.00
身体所見	Ⅲ音ギャロップ	0.13	0.99	11.00	0.88
	肝頸静脈逆流	0.24	0.96	6.40	0.79
	頸静脈怒張	0.39	0.92	5.10	0.66
	ラ音	0.60	0.78	2.80	0.51
	あらゆる心雑音	0.27	0.90	2.60	0.81
	下腿浮腫	0.50	0.78	2.30	0.64
	Valsalva手技	0.73	0.65	2.10	0.41
	収縮期血圧＜100 mmHg	0.06	0.97	2.00	0.97
	Ⅳ音	0.05	0.97	1.60	0.98
	収縮期血圧≧150 mmHg	0.28	0.73	1.00	0.99
	ラ音（wheeze）	0.22	0.58	0.52	1.30
	腹水	0.01	0.97	0.33	1.00

（Wang CS et al：JAMA **294**：1944, 2005 より改変）

胸骨角からその頸静脈の膨隆で一番高い部位までの垂直距離を測ります．通常は，この距離に＋5 cmH₂Oしたものが右房圧であり，その正常値は1～8 cmH₂Oです．つまり，内頸静脈の最上点は胸骨角から3 cm以内にあるべきであり，それよりも上位にあるときには「頸静脈怒張（juglar venous distention：JVD）がある」といい，右房圧の上昇を示唆する所見になります．

4 肝頸静脈逆流

JVDを観察したら，次に患者には静かに息を続けてもらったまま，上腹部をゆっくり，かつしっかりと10～15秒間押します．正常であれば，頸静脈はこれにより1～3 cm程度上昇しますが，その後数秒で再度元の高さに戻ります．しかし，右心不全や肺動脈楔入圧が≧15 mmHgである患者では，上腹部を圧迫している間は頸静脈の高さは戻りません．これが肝頸静脈逆流「陽性」です．

5 交代脈（pulsus alternans）

血圧が各心拍で異なる現象をいいます．これは一般には末梢動脈に対して軽い圧をかけ

ながら直接触診することでもよくわかりますが，血圧計のカフを巻き，徐々にその圧を低下させていくことでも認識することができます．一般的に，交代脈が認められたら，それは「収縮不全があること」を示唆します．それ以外では肥大型心筋症・心タンポナーデ・重症大動脈逆流・不整脈などで認められますが，通常，不整脈がある状況では交代脈は診断できません．

6 Ⅲ音／Ⅳ音

Ⅲ音ギャロップは左房圧が＞20 mmHgまたはLVEDP＞15 mmHgであることを示唆し，聴取できれば心不全の診断に有用です．しかしながらⅢ音の聴取は，評価者の経験のみでは説明できない測定者間誤差があることが報告されており[1,2]なかなかむずかしい一面もあります．その一方で，感度は低いものの非常に高い特異度がBNP高値・心不全の診断に対して報告されており[3,4]（表2），有用な身体所見の一つであることは間違いありません．

文 献

1) Ishmail AA et al：Interobserver agreement by auscultation in the presence of a third heart sound in patients with congestive heart failure. Chest **91**：870-873, 1987
2) Lok CE et al：The accuracy and interobserver agreement in detecting the 'gallop sounds' by cardiac auscultation. Chest **114**：1283-1288, 1998
3) Marcus GM et al：Association between phonocardiographic third and fourth heart sounds and objective measures of left ventricular function. JAMA **293**：2238-2244, 2005
4) Kelder JC et al：The diagnostic value of physical examination and additional testing in primary care patients with suspected heart failure. Circulation **124**：2865-2873, 2011

B 心不全の診断と検査法の最新知識

1 バイオマーカーの重要性

a 心不全診断指標としての重要性

　2012年改訂の欧州心臓病学会(ESC)による心不全診療ガイドライン[1]では，労作時息切れ，呼吸困難などの症状，浮腫，肺うっ血，第Ⅲ音奔馬調律などの身体所見により心不全が疑われた場合，BNPまたはNT-proBNPを測定し，急性発症の場合にはBNP＜100 pg/mL，NT-proBNP＜300 pg/mLで「心不全 unlikely」，非急性発症の場合にはBNP＜35 pg/mL，NT-proBNP＜125 pg/mLで「心不全 unlikely」と，「除外診断」としての重要性を提示しています(図1)[1]．

　日本循環器学会「慢性心不全治療ガイドライン」[2]では，BNP＞100 pg/mL，NT-proBNP＞400 pg/mLを心不全想定の目安としています．また，心不全入院症例の30～40％を占めるLVEFが保持された心不全(HFpEF)については，心エコー指標(E/e'高値，

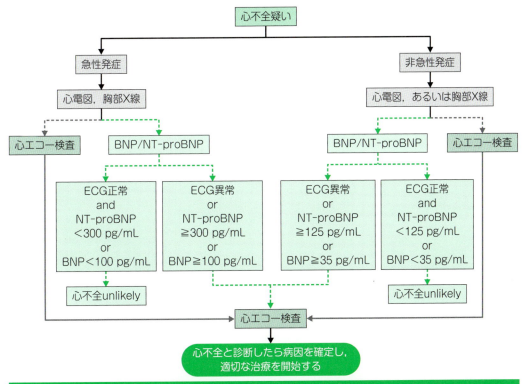

図1　心不全の診断

(McMurray JJ et al：Eur Heart J **33**：1787, 2012 より)

II. 基礎編：押さえておくべき心不全の最新知識

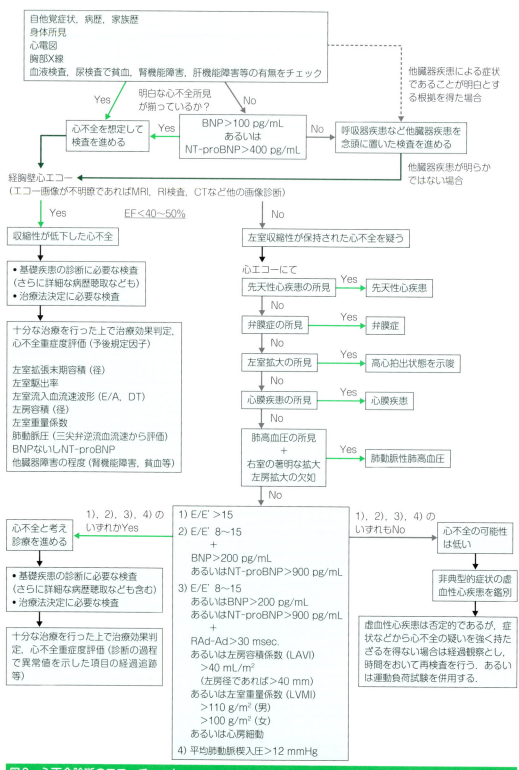

図2　心不全診断のフローチャート

［循環器病の診断と治療に関するガイドライン（2009年度合同研究班報告），慢性心不全治療ガイドライン（2010年改訂版）．日本循環器学会ホームページ公開（http://www.j-circ.or.jp/guideline/pdf/JCS2010_matsuzaki_h.pdf）（2015年10月閲覧）］

表1 BNPとNT-proBNPの特徴

	BNP	NT-proBNP
分子量	約3,500	約8,500
ホルモン活性	＋	－
交叉性	proBNP，BNP	proBNP，NT-proBNP
半減期	約20分	約120分
クリアランス	NPR-A，NPR-C，NEP，腎臓	腎臓
採血法	EDTA加血漿	血清/ヘパリン加/EDTA加血漿
添付文書記載基準値	≦18.4 pg/mL	≦55 pg/mL

［循環器病の診断と治療に関するガイドライン（2009年度合同研究班報告），慢性心不全治療ガイドライン（2010年改訂版）．日本循環器学会ホームページ公開（http://www.j-circ.or.jp/guideline/pdf/JCS2010_matsuzaki_h.pdf）（2015年10月閲覧）］

左房拡大）とBNP＞200 pg/mL，NT-proBNP＞900 pg/mLの上昇から診断することが提唱されています（図2）[2]．

b BNP/NT-proBNP guided therapy

　心不全症例では，心不全治療に伴うBNP，NT-proBNPの推移を分析することも重要であり，Troughtonら（2000年）は，BNP/NT-proBNP guided therapyの重要性を提唱しました．従来の自覚症状などから治療薬調整（ケア）するのではなく，BNPもしくはNT-proBNPの一定目標値に向けてケアしていくのがBNP/NT-proBNP guided therapyです．従来ケアとBNP-guided therapyの2群でランダム化比較試験を行った8研究（Troughton，STARS-BNP，TIME-CHF，BATTLESCARRED，PRIMA，SIGNAL-HFほか）のメタアナリシスでは[3]，一定の目標値をもとに治療した場合，全死亡率は従来ケア群に比べ死亡リスクを24％減少することが示されました．また，EBMに基づく心不全治療薬の標的用量への到達率が，BNP-guided therapy群は従来ケア群に比べて2倍高いことが示されています．わが国でもBNP/NT-proBNPを参考にした診療が進んでいます．

c BNPとNT-proBNPの違い

　BNPとNT-proBNPには半減期（20分 vs 120分）や代謝・排泄に違いがあり，心不全症例における血中濃度の上昇度合いは若干異なっています．BNPは受容体（NPR-A，NPR-B）に結合した後に内部化によって分解される経路，中性エンドペプチダーゼ（NEP）によって分解される経路，腎排泄があります．NT-proBNPは腎排泄のみなので，BNPに比べて腎機能低下の影響が大きい点に注意すべきです（表1）[2]．

　BNP測定系は20年以上わが国の実地診療に広く活用されており，国内の臨床情報性という観点から高く評価されます．しかし測定系が国際標準化されていないので，海外データを解釈する際には注意が必要です．一方，NT-proBNP測定系は国際標準化されており，血漿，血清いずれでも測定可能，採血後も室温で半日程度は安定などの利点があり，コホート研究，大規模臨床試験などに導入されることが多い状況です．

d 心筋傷害マーカーによる評価(保険適用外)

重症心不全では,持続的な心筋傷害(ongoing myocardial damage:OMD)に起因する組織学的変化と心機能障害の進行が観察されます.急性心筋梗塞の診断に使用されている心筋壊死・傷害マーカー(トロポニンT,トロポニンI,心臓型脂肪酸結合蛋白:H-FABP)に注目し,慢性心不全症例でこれらのマーカーを測定する[4〜6]と,健常者では心筋トロポニンTは循環血中に検出されない(検出感度0.02 ng/mL未満)のに対して,NYHA分類Ⅱ度の20％,Ⅲ度の60％,Ⅳ度の80％で血中への遊出(＞0.02 ng/mL)が認められ,心不全が重症なほどOMD検出頻度が高いことが明らかにされました.さらにOMD(トロポニンT＞0.02 ng/mL),H-FABP濃度,LVEF,性(男性)が独立した心イベント予測因子であることが示されました[4〜6].さらに近年高感度トロポニン測定系が導入され注目されます[7].わが国では保険適用外ですが,2013年のACCF/AHAガイドラインではClass Ⅰ,エビデンスレベルAと評価されています.

文献

1) McMurray JJ et al:ESC Guidelines for the diagnosis and treatment of acute and chronic heart failure 2012:The Task Force for the Diagnosis and Treatment of Acute and Chronic Heart Failure 2012 of the European Society of Cardiology. Developed in collaboration with the Heart Failure Association(HFA)of the ESC. Eur Heart J **33**:1787-1847, 2012
2) 循環器病の診断と治療に関するガイドライン(2009年度合同研究班報告),慢性心不全治療ガイドライン(2010年改訂版).日本循環器学会ホームページ公開のみ(http://www.j-circ.or.jp/guideline/pdf/JCS2010_matsuzaki_h.pdf)(2015年10月閲覧)
3) Porapakkham P et al:B-type natriuretic peptide- guided heart failure therapy. A meta-analysis. Arch Intern Med **170**:507-514, 201
4) Setsuta K et al:Clinical significance of elevated levels of cardiac troponin T in patients with chronic heart failure. Am J Card **148**:141-149, 1999
5) Setsuta K et al:Use of cytosolic and myofibril markers in the detection of ongoing myocardial damage in patients with chronic heart failure. Am J Med **113**:717-722, 2002
6) 清野精彦ほか:慢性心不全における潜在性心筋傷害(ongoing myocardial damage).日内会誌 **93**:1472-1479,2004
7) Otsuka T et al:Association between high-sensitivity cardiac troponin T levels and the predicted cardiovascular risk in middle-aged men without overt cardiovascular disease. Am Heart J **159**:972-978, 2010

2 画像診断

現代における画像診断の進歩はすさまじく，今や画像診断なしの心不全診療は考えられない状況です．本項では最新の検査法で何がわかるかに焦点をあてて解説します．

a 単純X線写真

1 読影前に

立位，坐位，臥位，PA（後→前），AP（前→後），斜位のかかり方などによって画像は大きく変わります．このことに常に注意しておかないと大きな勘違いをすることがありますので，必ずチェックするようにしましょう．

2 慢性心不全のチェックポイント

図1に，典型的な心不全患者のX線写真を示します．

① 心拡大：立位PA像で胸郭横径（a）に対する心横径（b）の比が50％を超えたときに，心拡大ありと判断します．

② 胸水貯留：肋骨と横隔膜の交点は肋骨横隔膜角（costophrenic angle：CPA）といわれ，通常では鋭ですが，鈍の場合は胸水貯留の可能性があります．

③ 肺うっ血：左房圧が高くなり，肺静脈がうっ血すると正常では目立たない上葉の血管陰影が目立つようになります．またうっ血が進むと，小葉間の隔壁（間質）に水分が貯留し，Kerley's B lineといわれる両側肺底部胸膜側の横方向に走る線を認めます．

b 心エコー図

1 特徴

心エコー図の特徴は，なんといっても完全に無侵襲であるということと，その場で動画からリアルタイムに心臓の形態，機能，血行動態を知ることができるということです．

2 検査方法

a. Bモード法とMモード法

Bモードは二次元の動画で心臓の動きや大きさを表すことができる，最も基本となる画像です（図2）．左室，左房の大きさ，駆出率などもBモード法で測定します．Mモードは一本の超音波ビームで一線上の動きのみを表示する方法です．時間分解能に優れ，また静止画でも継時的な動きを示すことができます．

b. ドプラ法（カラードプラ，パルスドプラ，連続波ドプラ，組織ドプラ）

Bモード画像の上に，近づいてくる血流を赤色で，遠ざかる血流を青色で，速度の速い乱流をそれらの混ざった色（モザイクパターン）で示したものがカラードプラ法で，弁膜症の診療では必須の検査です．また，その他のドプラ法を用いることで，血流の速度，各部位での圧力の較差，心筋の移動速度などがわかり，心機能解析に非常に役に立ちます．

c. その他

経食道心エコー図法：胃カメラのように食道を通してプローブを挿入し左房の真裏から心臓を観察することで，肺や肋骨のアーチファクトを受けず，特に大動脈弁や僧帽弁は経胸壁心エコー図に比べて明瞭な画像を得ることができます．また心房細動症例の左心耳内血栓を描出するためにも用いられます．ただし他のエコー図法と異なり，わずかですが患

Ⅱ. 基礎編：押さえておくべき心不全の最新知識

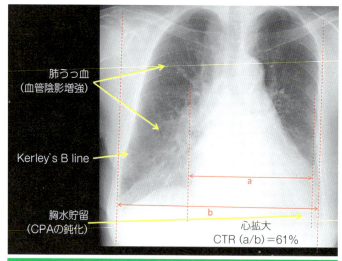

図1　心不全の胸部X線写真（坐位，ポータブルAPでとられたもの）

全肺野におけるうっ血と心拡大，胸水貯留を認める．

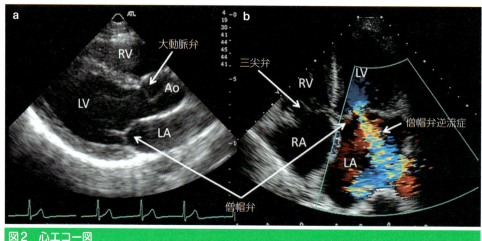

図2　心エコー図

a：傍胸骨左室長軸像．リアルタイムに右室，左室，僧帽弁，大動脈弁などの動きを観察できる．この断面で左室径 55 mm 以上，左房径 40 mm 以上は拡大を疑う．
b：心尖部四腔像からカラードプラ法で僧帽弁逆流症を観察する．

者への侵襲を伴います．胃食道手術後や食道静脈瘤，誤嚥の可能性が高い患者では基本的に禁忌にあたります．

　　スペックルトラッキング法：断層心エコー図の画像上の小さな点状エコー（スペックル）を認識し，その移動を追うことで心筋の移動方向や距離を求める新しい方法です．従来の方法よりも心筋機能の低下を早期から鋭敏に捉えることができるといわれており，今後の普及が期待されています．

　　3Dエコー図法：近年では機器の発達により，二次元のものと見た目にはほとんど変わらないプローブや機器で，リアルタイムに三次元の画像を得ることができるようになりました（図3）．

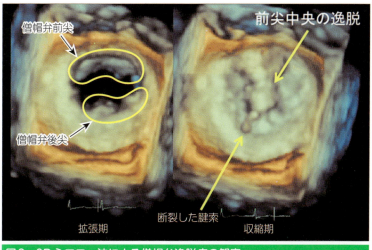

図3　3D心エコー法による僧帽弁逸脱症の観察

乳頭筋に付着するはずの腱索が断裂し，収縮期に前尖中央が左房側に逸脱しているのがわかる．

3 LVEF

代表的な測定項目としてLVEFを把握しましょう．LVEFは左室が収縮しているかどうか判断する簡単な指標で，55％以下なら収縮能が低下していると考えます．LVEFが保たれた心不全のことをHFpEFと呼び，薬の作用など収縮能が落ちている心不全とはやや異なる病態を呈します．

c CT

冠動脈CT血管造影は，心不全の原因となる虚血性心疾患のための検査です．少ない侵襲で冠動脈の形態・狭窄やさらにはプラークの性状までも把握できる優れた検査ですが，被曝と造影剤の問題があることと，石灰化や細めのステントなどがあると画像が判別困難なこともあり，無症候の患者にスクリーニングとして行うことは勧められていません（図4）．

d MRI

心臓MRIは被曝もなく侵襲の少ない検査で，再現性が高く，心臓の形態，心機能，心筋性状，代謝などさまざまな情報を得ることができる有用な検査です（図5）．ただし検査時間が長く息止めが必要であるため，状態の悪い患者では撮影が困難で，またペースメーカーや植込み型除細動器（ICD）などの金属が挿入されている場合は基本的には禁忌となります．わが国ではCTに比べ普及が遅れている現状がありますが，近年撮影プロトコールの標準化など，普及に向けた取り組みが行われています．

e SPECTおよびPET

SPECT（single photon emission CT）とPET（positron emission tomography）はともに放射性同位元素を利用し，心臓の機能，血流，代謝，交感神経機能，炎症などを調べる検査です．CTと同程度の被曝があり検査費用も高額ですが，SPECTは30年以上前か

Ⅱ. 基礎編：押さえておくべき心不全の最新知識

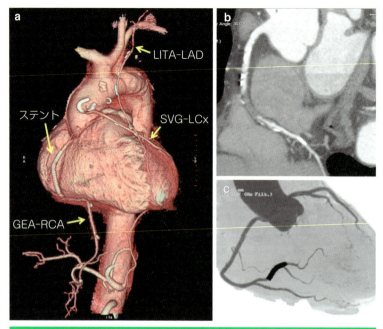

図4　冠動脈CT
a：冠動脈バイパス術後症例のvolume rendering像．一目でグラフトの全体像がわかる．
b：右冠動脈完全閉塞例．一度血管が詰まった後，側副血行路を介して遠位部が造影されている．
c：angiographic viewでは冠動脈造影検査に類似した画像を得られ，比較に有用である．

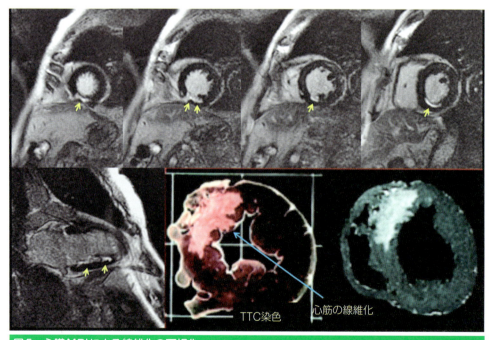

図5　心臓MRIによる線維化の可視化
黄矢印：心筋梗塞の遅延造影．
心臓MRIでは形態や壁運動以外に心筋性状なども評価が可能．造影剤が入り白く描出されている部位は遅延造影部位として心筋の線維化を表しているといわれる．壁の50％以上の進展度だと，血行再建後の壁運動改善は乏しいとされる．

表1 SPECTとPETに用いる核種

測定目的			SPECT	PET
心機能			^{99m}Tc-RBC	
			^{99m}Tc-TDPA-HAS	
心筋血流			^{201}Tl	^{13}NH$_3$
			^{99m}Tc-sestamibi	^{82}Rb
			^{99m}Tc-tetrofosmin	^{18}Flurpiridaz
心筋代謝	糖			^{18}F-FDG
	脂肪酸	直鎖	^{123}I-IPPA	^{11}C-パルミチン酸
		側鎖	^{123}I-BMIPP	^{11}C-BMHDA
心筋壊死			^{99m}Tc-PYP	
交感神経機能			^{123}I-MIBG	^{11}C-HED
炎症			^{67}Ga-citrate	^{18}F-FDG
血栓			^{111}In-oxine血小板	

測定目的に合わせて，さまざまな核種が用いられている．

らわが国で行われており，エビデンスや経験が非常に豊富な検査です．一方PETはごく一部の施設でしか行われておりませんが，今後の普及が期待されています．**表1**に各放射性医薬品による測定対象を示します．

紙面の都合もあり，ここに記せたことはごく基礎の概念のみですが，画像診断への理解には，結局日常診療でいかに多くの画像をみたかということが重要です．医師のみでなく，診療に関わるメディカルスタッフも日頃から興味をもって画像をみることで，理解の向上を図ってほしいと思います．

文献

1) 滝澤　始ほか（編）：プライマリ・ケアに必要な画像診断のコツ，診断と治療 97巻（増刊号），診断と治療社，東京，pp2-9，2009
2) 吉田　清（編）：チャートで分かる実践心エコー図法，第2版，南江堂，東京，pp2-12，2009
3) 北風政史（編）：心血管疾患の画像診断マニュアル―疾患別でみるモダリティの基礎知識とテクニック，CIRCULATION Up-to-Date 2013年増刊号，メディカ出版，大阪，pp8-48，2013
4) Kramer CM et al：Standardized cardiovascular magnetic resonance（CMR）protocols 2013 update. J Cardiovasc Magn Reson 15：91, 2013（日本語版もSCMR japan chapter Home Page内に掲載あり）
5) 西村恒彦（編）：BRAND NEW心臓核医学，金原出版，東京，2012

3 右心カテーテル検査

a 右心カテーテル検査の適応

　頸静脈的に専用のカテーテルを肺動脈まで挿入して心機能を測定し，開発者名をとってSwan-Ganz（スワン・ガンツ）カテーテル検査（SG）とも呼称されます．カテーテルは，先端部にバルーンと温度計測用トランスデューサをもつ多孔構造になっています．

　以前と比し，SGの使用は縮小傾向にあります．急性心不全管理において，その有用性が大規模臨床試験で実証されなかった[1]ためです．しかし注意すべきは，その対象の多くが安定患者であり，以下に示す特殊例への使用を否定しているわけではないことです．

　SGの適応としてまずあげられるのは，心原性ショックを含む低心拍出例です．心エコー図など非侵襲的検査が充実し，今やうっ血管理に寄与するSGの意義は少なくなっています．それに対し，低心拍出の診断はときに困難です．低心拍出を正確に評価できるツールとして，SGよりまさるものはありません．一方，非侵襲的検査によるうっ血データが臨床状況と解離し，特に治療に難渋している場合にも，例外的にうっ血評価を目的にSGを活用します．

b 右心カテーテル検査による病態解釈と心不全管理

　心臓の機能は，「ポンプの両脇にパイプがつき，水（血液）が一定方向に流れる」モデルに単純化できます（図1a）．ポンプが障害された場合，つまり心不全は，下流に水が十分流れない「低心拍出」と，はけない水が上流に溜まる「うっ血」という2つの病態を引き起こします（図1b）．それぞれSGデータでの心拍出量係数と肺動脈楔入圧にあたり，これを二次

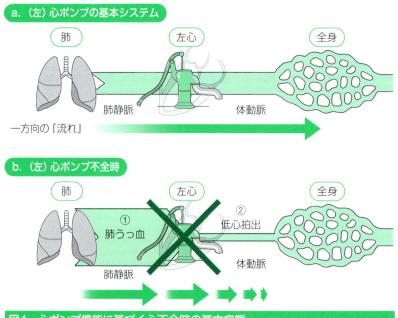

図1　心ポンプ機能に基づく心不全時の基本病態
心ポンプ不全を単純モデルで考えると，「うっ血」と「低心拍出」との2現象のみが生じる．

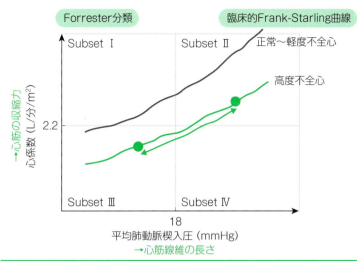

図2 Forrester分類と臨床的Frank-Starling曲線
Forrester分類内にFrank-Starling曲線を投影できる．低機能心では，うっ血解除により心拍出量が低下する可能性があり，うっ血と低心拍出の行き来を回避する方法論が求められる．

元空間に表現したのがForrester分類(図2)[2]です．以下のような治療戦略が推奨されます．
- Subset Ⅰ：血行動態を変化させる薬剤を使う必要がない．
- Subset Ⅱ：利尿薬および血管拡張薬が有効である．
- Subset Ⅲ：輸液が有効である．ただし，それのみで低心拍出から脱却できない例もある．
- Subset Ⅳ：利尿薬および血管拡張薬に加え，強心薬や大動脈バルーンパンピングが必要とされる．

ところで，うっ血と低心拍出の関係は，心筋線維の特性としてのFrank-Starling（F-S）曲線と似ています（図2）．「うっ血解除の過程で低心拍出が露呈するかもしれない」と意識しておく必要があるわけです．したがって重症心不全例では，臨床的F-S曲線をシフトアップさせ，うっ血と低心拍出の行き来から脱却させる治療戦略が必要となります．

C 右心カテーテル検査によるデータ解釈の注意点

高度三尖弁逆流を合併する症例では，熱希釈法による心拍出量はあてにならず，Fick法を用います．なかでもFick法の算出に用いる混合静脈血酸素飽和度（SvO_2）を用いて末梢循環不全を判断するのが，実臨床では有用です．$SvO_2 < 60\%$を，末梢循環不全の目安にします．

文献

1) Shah MR et al：Impact of the pulmonary artery catheter in critically ill patients；meta-analysis of randomized clinical trials. JAMA **294**：1664-1670, 2005
2) Forrester JS et al：Medical therapy of acute myocardial infarction by application of hemodynamic subsets. N Engl J Med **295**：1356-1362, 1976

4 運動負荷試験

心不全患者の運動耐容能は，予後を規定する重要な因子です（図1）．NYHA心機能分類はこの運動耐容能の指標ですが，きわめて主観的な評価です．心不全患者の運動耐容能の評価は①質問票，②運動負荷試験，③6分間歩行試験などによってなされます．

a 心不全質問票

心不全質問票として海外で主に使われているのは，ミネソタ心不全質問票です．わが国では麻野井らにより考案された身体活動質問票（specific activity scale：SAS）が主に用いられています[1]．計21個の質問項目からなり，NYHA心機能分類のみならず，MET数との対比もできます．現在，わが国の多くの臨床試験で使われています．

b 運動負荷試験

トレッドミルや自転車エルゴメーターを用いた症候限界性漸増負荷法による動的運動負荷試験が用いられます．連続呼気ガス分析を同時に行うことにより，酸素摂取量（$\dot{V}O_2$），二酸化炭素排泄量（$\dot{V}CO_2$），分時換気量（VE）をモニターすることが可能です．これらの測定から算出できる指標としては，嫌気性代謝閾値（anaerobic threshold：AT），呼吸性代償開始点（respiratory compensation point：RC），炭酸ガス換気当量（VE/VCO_2 slope），仕事率増加に対するVO_2増加の割合（$\Delta VO_2/\Delta WR$）などがあります．

1 最大酸素摂取量

運動時の心拍出量と相関するため，心予備能を反映します．NYHA心機能分類との関連も密です（表1）．客観性の高い運動耐容能の指標であり，重症度・予後評価，運動処方作成，心移植適応判定などに用いられます．きわめて古典的な運動負荷の指標ですが，Manciniらにより心移植の適応基準に$VO_2 < 14$ mL/分/kgが提唱されています[2]．年齢，性別によって正常値が変動するほか，被検者の最大運動達成度によって，ある程度影響を受けます．

表1 NYHA心機能分類，METsと最大酸素摂取量

NYHA心機能分類	METs	最大酸素摂取量（mL/分/kg）
Ⅰ	>10	>35.0
	10	35.0
	9	31.5
	8	28.0
	7	24.5
Ⅱ	6	21.0
	5	17.5
Ⅲ	4	14.0
	3	10.5
	2	7.0
Ⅳ	1	3.5

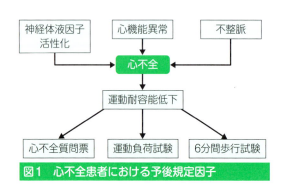

図1 心不全患者における予後規定因子

2 嫌気性代謝閾値

好気的代謝下においては$\dot{V}O_2$と$\dot{V}CO_2$の関係は1：1です．しかしながら，ある時点で嫌気的代謝に転じると乳酸産生が増加し，それを緩衝すべく$\dot{V}CO_2$が急増します．このときの$\dot{V}O_2$が嫌気的代謝閾値です[3]．やはり，心疾患患者の心予備能を反映しますが，最大酸素摂取量とは異なり，最大運動負荷を必要としないという利点があります．一方，その決定は視覚によるものであり，客観性に乏しいという欠点があります．

3 VE/$\dot{V}CO_2$ slope

運動負荷時のVEと$\dot{V}CO_2$をプロットして，直線回帰することにより得られる勾配です．心不全の重症度に応じて高値となり，予後予測指標となることが近年注目されています[4]．35未満が正常です．その測定にはやはり最大運動負荷を必要としない利点があります．年齢による影響も少ないとされています．肺死腔率，CO_2のセットポイントや化学受容器感受性によって影響を受けます．呼吸器疾患が存在する場合には異常高値となります．

4 ⊿$\dot{V}O_2$/⊿WR

運動負荷時の心拍出量の増加率を反映します．したがって，重症心不全例では低値となり，やはり予後予測指標となります[5]．

C 6分間歩行試験

あらゆる施設で上記のような検査ができるとは限らないので，簡便な指標が提唱されています．検者の激励のもと，廊下をなるべく早く歩いてもらいます．6分間で歩いた距離を運動耐容能の指標とします．最大酸素摂取量とは異なり，亜最大運動負荷時の運動耐容能を反映します[6]．

文献

1) Sasayama S et al：Evaluation of functional capacity of patients with congestive heart failure. New Aspects in the Treatment of Failing Heart, Yasuda H (ed), Springer-Verlag, Berlin, pp113-117, 1992
2) Mancini DM et al：Value of peak exercise oxygen consumption for optimal timing of cardiac transplantation in ambulatory patients with heart failure. Circulation 83：778-786, 1991
3) Beaver WL et al：A new method for detecting anaerobic threshold by gas exchange. J Appl Physiol 60：2020-2027, 1986
4) Chua TP et al：Clinical correlates and prognostic significance of the ventilatory response to exercise in chronic heart failure. J Am Coll Cardiol 29：1585-1590, 1997
5) Koike A et al：Prognostic power of ventilatory responses during submaximal exercise in patients with chronic heart disease. Chest 121：1581-1588, 2002
6) Olsson LG et al：Six minute corridor walk test as an outcome measure for the assessment of treatment in randomized, blinded intervention trials of chronic heart failure；a systematic review. Eur Heart J 26：778-793, 2005

5 その他の検査

a 心筋生検

　1962年に今野・榊原がカテーテル法による心筋生検を開発しました．冠動脈造影所見で異常がなく，弁膜症など心不全の原因と思われる疾患がない場合には，本診断法が一助となります．拡張型心筋症などでは特徴的所見に乏しいですが，心筋炎，アミロイドーシス，サルコイドーシスなどが疑われる場合には積極的に本検査が勧められます(表1)．ヘマトキシン・エオジン(HE)染色が基本ですが，特殊染色により線維化の程度や特異的蛋白を検出することも可能です(図1)．侵襲的検査であるため，合併症にも配慮が必要です．心室穿孔によるタンポナーデは0.7％と報告されており，死亡が0.05％とされています[1]．その他，脚ブロック，塞栓症，血管損傷，腱索断裂などの合併症があります．

b 遺伝子検査

　遺伝子検査の有用性は，①疾患特異的遺伝子の同定，②遺伝子多型解析による環境因子の同定，③薬物動態学的解析に分けられます．

1 疾患特異的遺伝子

　心不全の基礎疾患の中には，いくつか遺伝子異常を原因とするものがあります．その代表は心筋症，なかでも肥大型心筋症はサルコメア病として認識されており，ミオシン重鎖，ミオシン結合蛋白，トロポニンなどに数多くの遺伝子異常が報告されています．これら遺

表1　心不全患者における心筋生検の適応
- 発症から2週間以内の原因不明の心不全
- 臨床経過から心筋炎が疑われる場合
- 心サルコイドーシス・アミロイドーシスなど二次性心筋症が疑われる場合

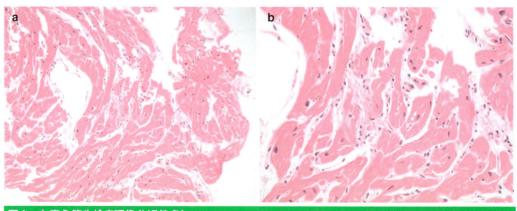

図1　右室心筋生検病理像(HE染色)
a：弱拡大(100倍)．b：強拡大(400倍)．

伝子異常と表現型にある程度の関連も認められており，遺伝子異常の存在は病態の予測に有用です．

2 心不全発症修飾因子としての遺伝子多型

遺伝子多型そのものは心不全の直接的な原因とはなりませんが，環境因子の一つとして心不全の顕在化に寄与します．代表的なのが，アドレナリン受容体の遺伝子多型です．心臓に多く分布するβ_1アドレナリン受容体389番目のアルギニン遺伝子多型は活性型受容体を呈することが知られています[2]．α_2受容体は交感神経終末からのノルエピネフリン放出を制御する作用を有しますが，322〜325番目が欠失した多型ではこの制御機構が失われます[3]．臨床的にはβ_1アドレナリン受容体の遺伝子多型のみでは心不全のリスクとはなりませんが，アフリカ系米国人で両者が合併した場合には心不全発症リスクが10倍以上となることが報告されています[4]．

3 薬物動態学的解析

チトクロームP450（CYP）は薬物代謝酵素であり，その遺伝子多型は血中濃度を規定する重要な因子となります．CYP2D6はβ遮断薬の，CYP2D9はARBの代謝酵素です．心不全領域では，前述のアドレナリン受容体の遺伝子多型がレスポンダー予測に有用との報告があります．β_1受容体389番目のアルギニン遺伝子多型の存在はレスポンダーの予測因子となり[5]，G蛋白質共役型受容体リン酸化酵素タイプ5のロイシン遺伝子多型の存在はノンレスポンダーの予測因子となります[6]．これらの遺伝子多型の頻度は人種間での差が大きく，薬物療法の人種差の主要な原因となっています．

文 献

1) Hiramitsu S et al：National survey of the use of endomyocardial biopsy in Japan. Circ J **62**：909-912, 1998
2) Mason DA et al：A gain-of-function polymorphism in a G-protein coupling domain of the human β_1-adrenergic receptor. J Biol Chem **274**：12670-12674, 1999
3) Small KM et al：A four amino acid deletion polymorphism in the third intracellular loop of the human α_{2c}-adrenergic receptor confers impaired coupling to multiple effectors. J Biol Chem **275**：23059-23064, 2000
4) Small KM et al：Synergistic polymorphisms of β_1- and α_{2c}-adrenergic receptors and the risk of congestive heart failure. N Engl J Med **347**：1135-1142, 2002
5) Liggett SB et al：A polymorphism within a conserved β_1-adrenergic receptor motif alters cardiac function and β-blocker response in human heart failure. Proc Natl Acad Sci USA **103**：11288-11293, 2006
6) Liggett SB et al：A GRK5 polymorphism that inhibits β-adrenergic receptor signaling is protective in heart failure. Nat Med **14**：510-517, 2008

C 心不全治療の最新知識

1 薬物療法

　心不全治療の中で，薬物療法は大きなウエイトを占めます．一般的に心不全治療として最初に行われ，その種類は多岐にわたり，利尿薬からアルドステロン阻害薬までさまざまな機序の薬物がこれまでに開発・臨床試験で吟味され，現在でもそれは続いています．そのおかげで，収縮能低下を伴う心不全の予後は大幅に改善しましたが，収縮能が保持されている心不全に対する有効性がはっきりと示された薬物療法はまだありません．近年，この2つのサブグループは再入院率・死亡率の点ではそれほど変わらないものの，患者背景，合併疾患，死因などは異なることがわかってきたため，分けて考えられることが多いのが現状です．したがって，ここでも心不全に対する薬物療法に関して述べる際に，LVEFが保たれている（さまざまなカットオフ値が使われますが，ここでは40％とします）心不全（HFpEF）とLVEFが低下している心不全（HFrEF）の2つに分け述べることとします（139頁，図1参照）．また，巻末の「付録」に各ガイドライン（ESC・ACCF/AHA・日本循環器学会）の簡単な比較表と，各薬剤の標準的な使用量とわが国における適応の比較表を記載しましたので，併せてご覧ください．

a 利尿薬

1 使用する背景

> HFrEF：うっ血と体液貯留があれば使用する
> HFpEF：うっ血と体液貯留があれば使用する

　利尿薬は体内の水分量を適切にコントロールするために使用され，HFpEFでもHFrEFでも特にその適応は変わりません．心不全による過剰な水分を利尿薬で取り除くため最も即効性があり，最初に行う治療といってもよいでしょう．一般的にはループ利尿薬（フロセミド，トラセミド，アゾセミドなど）が使われますが，他にサイアザイド系利尿薬などが用いられることもあります．これらの薬物は作用部位が異なり，いくつかの特徴をもちます（表1）．スピロノラクトンは利尿薬に分類されますが，その利尿作用やK保持性が発揮される量（50～100 mg/日）よりも低用量（25 mg）での予後改善効果がランダム化比較試験で示されており[1]，どちらかというとレニン–アンジオテンシン–アルドステロン系の抑制薬として使用され，利尿薬としての意義は不明です．サイアザイド系利尿薬はループ利尿薬ほど利尿作用が強くないため，一般的に単剤で使用されることはあまりありません．加えて，糸球体濾過率（estimated glomerular filtration rate：eGFR）が30 mL/分/1.73 m^{2}未満では有効でないとされていること，また，同等の利尿作用ながらループ利尿薬に比べ，よりK低下作用が強いことが示されています．ただ近年，サイアザイド系利尿薬を併用薬として見直す動きもあります[2]．また，これまでの利尿薬とは作用機序が異なるトルバプタンとい

表1 作用部位でみる利尿薬の比較

薬剤	FE_Na⁺ (maximum, %)	用量 (mg/日)	作用の発現 経口(時間)	作用の発現 静注(分)	作用持続時間 経口(時間)	作用持続時間 静注(分)	最高血中濃度到達時間(時間)	備考
ヘンレ係蹄上行脚に作用								
フロセミド	20〜25	40〜400	1	5	6	2〜3	1〜3	
ブメタニド	20〜25	1〜5	0.5	5	6	2〜3	1〜3	
トラセミド	20〜25	10〜200	1	10	6〜8	6〜8	1〜3	
遠位尿細管前半部に作用								
ヒドロクロロチアジド	5〜8	25〜100	2	−	12	−	4	QFR30未満の場合は無効
遠位尿細管後半部に作用								
スピロノラクトン	2	50〜400	48〜72	−	48〜72	−	1〜2日	効能はアルドステロンの存在に左右される
トリアムテレン	2	75〜300	2	−	12〜16	−	6〜8	
近位尿細管に作用								
アセタゾラミド	4	250〜375	1	30〜60	8	3〜4	2〜4	代謝性アシドーシスに効能を制限される

(Mann DL: Heart Failure; a Companion to Braunward's Heart Disease, 2nd edition, Saunders, Philladelphia, p651, 2010 より改変)

うバソプレシンⅡ受容体拮抗薬も登場し，特に低ナトリウム血症を合併する症例に対する有効性が示唆されています．慢性期においては処方されているループ利尿薬の量が多ければ多いほど，予後が悪いと示されていることを考慮すると[3]，今後どのような利尿薬をどのように使用するかを考えることも重要と考えられます．

b ACE阻害薬

1 使用する背景

> HFrEF：β遮断薬とACE阻害薬がHFrEF治療の双壁
> HFpEF：血圧コントロールをするため，ときに降圧薬として使用する

　これまで多くの大規模二重盲検ランダム化比較試験で，あらゆるHFrEF（心不全症状の重症度や，虚血性か非虚血性かによらず）におけるACE阻害薬の有効性（死亡率低下や再入院率低下）のエビデンスが堅牢に示されており，β遮断薬とならびHFrEF患者の治療に重要な薬剤といってよいでしょう．その効果はクラスエフェクトであるとされていますが，HFrEFにおけるACE阻害薬の有効性を示した多くの臨床研究はエナラプリルマレイン酸塩を使用したものです．

　HFpEFにおけるACE阻害薬の効果を検討した臨床試験の代表としてはPEP-CHFがあげられますが，この試験においてペリンドプリルエルブミンは主要評価項目（死亡と心不全による再入院の複合評価項目）を有意に低下させませんでした[4]．ただし，PEP-CHFではペリンドプリルエルブミン群において有意なNYHA心機能分類の改善と6分間歩行試験での距離が延長しており，たとえこれが血圧低下を介した効果だとしても，HFpEFの血圧コントロールのためにACE阻害薬[もしくはアンジオテンシンⅡ受容体拮

抗薬（ARB）］を使用するのは理にかなっていると思われます．

2 使用時の注意（高カリウム血症や腎機能障害のモニタリングを）

妊娠している（もしくは妊娠を予定している）患者にはその催奇形性から，また，本薬での血管浮腫の既往，既知の両側腎動脈狭窄のある患者に対する使用は禁忌となります．一般的な副作用としては血圧低下・血管性浮腫・高カリウム血症・腎機能障害・乾性咳嗽があります．血圧低下は，特に血管内脱水となっているレニン濃度が高値である患者への初回投与時に起こりやすいといわれています．高カリウム血症は特に腎機能障害・糖尿病を合併する患者や高齢者，またK保持性利尿薬やNSAIDsを内服している患者に起こりやすく，注意が必要です．しかしながら，一般的にこのACE阻害薬による血清Crの上昇は限定的であることが多く，よほど持続的に腎機能が悪化しない限りはACE阻害薬の中止を含む対処は必要ない，とされています．乾性咳嗽はACE阻害薬との因果関係が強く疑われる際には，ARBへの変更が推奨されます．

C アンジオテンシンⅡ受容体拮抗薬（ARB）

1 使用する背景

> HFrEF：あくまでACE阻害薬の代替薬として使用する
> HFpEF：血圧コントロールをするため，ときに降圧薬として（ACE阻害薬の代替薬として）使用する

ARBでもHFrEF患者に対して同様の試験が行われ，カンデサルタンシレキセチル（CHARM-Added試験）[5]・バルサルタン（Val-HeFT試験）[6]は心不全による再入院と心血管死亡の複合評価項目の有意な減少が得られています．また，作用機序が違うため，ACE阻害薬の副作用の一つである乾性咳嗽が代謝産物として生じず，咳嗽でACE阻害薬に忍容性がない患者に対する代替薬としての使用は推奨されています．ただし，注意が必要なのは，「HFrEF患者において，これまでにARBは，ACE阻害薬に対する非劣性のみが示されており，ACE阻害薬に対する優性が示された研究結果はない」ということです．ACE阻害薬に比べ，ARBは乾性咳嗽の発現が少ないため忍容性が高いことは確かですが，薬価などの面からも各種ガイドラインで推奨されているとおり，ACE阻害薬をまず試し，忍容性がない場合のみの使用にとどめるという使用法が適切と考えられます．

HFpEFに対するARBの有効性をみた臨床試験としてはカンデサルタンシレキセチルを使用したCHARM-Preserved試験[7]とイルベサルタン使用のI-PRESERVED試験[8]がありますが，いずれも主要評価項目で有意差を示せませんでした．ACE阻害薬と同様，HFpEF患者の血圧コントロール目的でARBを使用することは容認されるかもしれませんが，ACE阻害薬の代替薬としての立場以上を示唆するエビデンスはないと思われます．

2 使用時の注意［高カリウム血症や腎機能障害のモニタリングを（特に他のRAA系阻害薬と併用時）］

基本的には，乾性咳嗽以外はACE阻害薬と同様の点に関して注意深く経過をみる必要があります．ACE阻害薬とARBを併用することにより高カリウム血症や低血圧，腎機能障害のリスクが上昇するため，ルーチンの併用は勧められません．

d β遮断薬

1 使用する背景

> **HFrEF**：症状を軽減し，死亡を減らし，心不全による再入院を減らす"must"な薬剤
> **HFpEF**：有効性に関しては不明だが，使うならば一定の用量が必要かもしれない

　HFrEFに対するβ遮断薬の有効性は，いくつもの大規模二重盲検ランダム化比較試験で証明されています．70歳以上の高齢者においても効果が示されており[9]，必須の薬といってもよいでしょう．β遮断薬の効果はクラスエフェクトであることがメタアナリシスにて示されていますが[10]，ACCF/AHAガイドラインはカルベジロール，メトプロロール，ビソプロロールのいずれかを使用することを勧めています．ただ，それぞれのβ遮断薬には代謝経路，内因性交感神経刺激作用（intrinsic sympathomimetic activity：ISA），親油性／親水性の点で違いがあり，それらを理解したうえで使用する必要があります．一般的に，心不全に使用する際にはISAがないβ遮断薬が勧められますし，慢性腎疾患を合併している患者には腎排泄のβ遮断薬が普段よりも強く作用する可能性を考慮する必要があると考えられます．

2 使用時の注意（血圧低下，徐脈に注意）

　一般的な副作用は血圧低下・徐脈・めまいがあり，導入時には症状・バイタルサインなどを十分に観察しながら少量から徐々に増量するのがよいとされています．慢性閉塞性肺疾患や末梢動脈疾患に対するβ遮断薬の影響は，$β_1$選択性があるβ遮断薬を選択することである程度回避できるものと考えられます．

e アルドステロン拮抗薬

1 使用する背景

> **HFrEF**：β遮断薬とACE阻害薬で治療してもNYHA Ⅱ度以上なら検討すべき
> **HFpEF**：有効である可能性があるが，堅牢なエビデンスはない

　通常使用されている薬はスピロノラクトンとエプレレノンですが，スピロノラクトンは以前よりある薬です．HFrEFに対する効果はRALES試験[1]において2年で総死亡30％のリスク減が示されています．しかし，この試験は20年弱前に行われ，現在治療のスタンダードとなっている薬物療法の施行率が低い患者かつNYHA Ⅲ／Ⅳ度の患者が対象でした．そのため，再度現在スタンダードとなっている薬物療法を行ったうえで上乗せ効果があるかを，エプレレノンにおいてHFrEF患者で検討されました（EMPHASIS-HF試験）[11]．結果，その付加的な効果が認められたため，米国と欧州のガイドラインにおいてエプレレノンはClassⅠ，エビデンスレベルAで推奨されるようになりました．ただし，2015年6月現在，わが国におけるエプレレノンの保険適用は高血圧症に限られています．

　HFpEFに対するアルドステロン拮抗薬はここ数年のトピックの一つですが，その効果を検証したTOPCAT試験では，主要評価項目でリスク低下が認められませんでした．ただし，心不全の再入院に限ればスピロノラクトン投与群で有意に低下していること，またHFpEFの診断がBNP/NT-proBNPの上昇で裏づけされているサブグループでは，主要評価項目の低下が示されたことから，有効である可能性はあると思われます．

2 使用時の注意（腎機能悪化，高カリウム血症に注意，スピロノラクトンは女性化乳房が認められればエプレレノンへの切り替えを考慮）

腎機能と血清K値に注意が必要です．RALES，EMPHASIS-HFの両試験で腎機能障害（RALESではCr＞2.5 mg/dL，EMPHASIS-HFではeGFR＜30 mL/分/1.73 m^2）の症例は除外されており，ACCF/AHAガイドラインではeGFR＜30 mL/分/1.73 m^{2}または血清K値＞5.0 mEq/Lの心不全患者へのアルドステロン拮抗薬の投与は"Class Ⅲ"，つまり高カリウム血症を発症し有害となる可能性があるので使わないように，としました．また，ACE阻害薬＋ARB＋アルドステロン拮抗薬を組み合わせて投与することは高カリウム血症のリスクを非常に高めるので推奨されません．

f ジゴキシン

1 使用する背景

> HFrEF：β遮断薬とACE阻害薬で治療したうえで，はじめて考慮する
> HFpEF：不明

ジゴキシンの心不全患者に対する効果をみたDIG試験[12]では，6,801人のLVEF≦45％，洞調律の心不全患者をジギタリス群とプラセボ群に割り付け，予後を観察した結果，総死亡に差はありませんでしたが，心不全による入院は有意にジギタリス群で減少しました．ただし，この研究においてACE阻害薬は90％以上に処方されていましたが，β遮断薬の処方率は記載されておらず，現在の推奨されているACE阻害薬＋β遮断薬で治療したうえに投与したときに上積みの予後改善（心不全再入院率低下）効果があるかどうかは不明です．また，このDIG試験のサブアナリシスにおいて，ジゴキシンの血中濃度が0.5～0.8 ng/mLに保たれている患者群の生存率はプラセボ群に比べ良好であったのに対し，血中濃度が1.2～2.0 ng/mLの群はプラセボに比べ予後が悪かったことがわかりました[13, 14]．ジゴキシンの血中濃度の参考文献を間違うと，予後を改善させるどころか悪化させてしまう可能性があるので注意が必要です．

2 使用時の注意（ジギタリス中毒に注意，血中濃度では中毒の可能性を除外できない）

ジギタリス中毒は腎機能障害などで血中濃度が高まると起こると考えられます．症状としては多岐にわたり，食欲不振・悪心・腹痛などの消化器症状から徐脈などの不整脈，混乱などの神経症状，色覚異常や暗点などの眼症状までさまざまな症状が出ることがあります．また，血中濃度が治療範囲内にあるからといって中毒を除外できないことに注意が必要です．

文 献

1) Pitt B et al：The effect of spironolactone on morbidity and mortality in patients with severe heart failure. Randomized Aldactone Evaluation Study Investigators. N Engl J Med **341**：709-717, 1999
2) Jentzer JC et al：Combination of loop diuretics with thiazide-type diuretics in heart failure. J Am Coll Cardiol **56**：1527-1534, 2010
3) Felker GM et al：Loop diuretics in acute decompensated heart failure; necessary? Evil? A necessary evil? Circ Heart Fail **2**：56-62, 2009
4) Cleland JG et al：The perindopril in elderly people with chronic heart failure (PEP-CHF) study. Eur Heart J **27**：2338-2345, 2006
5) McMurray JJ et al：Effects of candesartan in patients with chronic heart failure and reduced left-ventricular systolic function taking angiotensin-converting-enzyme inhibitors；the CHARM-Added trial. Lancet **362**：767-771, 2003
6) Cohn JN et al：A randomized trial of the angiotensin-receptor blocker valsartan in chronic heart failure. N Engl J Med **345**：1667-1675, 2001
7) Yusuf S et al：Effects of candesartan in patients with chronic heart failure and preserved left-ventricular ejection fraction; the CHARM-Preserved Trial. Lancet **362**：777-781, 2003
8) Massie BM et al：Irbesartan in patients with heart failure and preserved ejection fraction. N Engl J Med **359**：2456-2467, 2008
9) Flather MD et al：Randomized trial to determine the effect of nebivolol on mortality and cardiovascular hospital admission in elderly patients with heart failure (SENIORS). Eur Heart J **26**：215-225, 2005
10) Chatterjee S et al：Benefits of β blockers in patients with heart failure and reduced ejection fraction；network meta-analysis. BMJ **346**：f55, 2013
11) Zannad F et al：Eplerenone in patients with systolic heart failure and mild symptoms. N Engl J Med **364**：11-21, 2010
12) Digitalis Investigation Group：The effect of digoxin on mortality and morbidity in patients with heart failure. N Engl J Med **336**：525-533, 1997
13) Rathore SS et al：Association of serum digoxin concentration and outcomes in patients with heart failure. JAMA **289**：871-878, 2003
14) Adams KF Jr. et al：Relationship of serum digoxin concentration to mortality and morbidity in women in the digitalis investigation group trial；a retrospective analysis. J Am Coll Cardiol **46**：497-504, 2005

2 非薬物療法

a ASV

adaptive servo ventilation（ASV）（図1）は，非侵襲的陽圧換気療法（noninvasive positive pressure ventilation：NPPV）の一種ですが，従来のNPPVでは忍容性の低さや操作の煩雑さの問題から，急性期にしか用いることができませんでした．ASVはサポート圧が自動制御されており，患者呼吸との高い同調性をもつ新しいタイプのNPPVであり，小型軽量で操作性が簡便で，慢性期まで継続して行うことが可能です．ASVは，慢性心不全患者に合併しやすいチェーンストークス呼吸などの睡眠呼吸障害の治療目的に，海外で開発されたものですが，わが国では重症心不全患者の血行動態改善を期待した使用が広がりつつあります．

図2に従来のNPPVであるbilevel PAPとASV（ResMed社）の圧力供給波形を示します．換気効率を追及すると，圧力供給波形は矩形波となり，うっ血が強い心不全急性期には適しますが，症状が改善してくると陽圧呼吸に対する不快感が強くなります．ASVは呼吸に同調したなめらかな圧力供給を行うため，薬物療法に対する反応が悪くなった重症の慢性心不全患者に退院後も継続して行うことが可能です．また，最近では慢性期だけでなく，高度の低酸素血症やCO_2貯留のない比較的軽症の心不全であれば急性期からの使用も可能であり，症例や状況を選んで使用できる場合もあります．

慢性心不全患者への使用で，ASVがもたらす効果の機序として考えられるのは，睡眠呼吸障害などの不安定呼吸の改善による効果のほかに，低レベルPEEPで前負荷・後負荷を軽減させてうっ血の改善を図り心負荷を軽減させることや，呼吸補助により呼吸筋疲労を回復させる効果などが考えられています．睡眠呼吸障害の改善による効果以外にも多くの機序が働くため，睡眠呼吸障害の有無にかかわらず，慢性心不全患者の循環呼吸状態を改善させると考えられます（図3）．

慢性心不全患者に対するASVの治療効果を後ろ向きに調査したわが国における多施設共同研究（SAVIOR-R）[1]では，ASVを半年間在宅施行し，NYHA心機能分類の改善，LVEF増加，左室拡張末期径縮小が認められました．睡眠呼吸障害の程度で層別解析した結果では，ASVによる心不全治療効果は睡眠呼吸障害の程度にかかわらず，むしろ心不全の重症度によってその効果は影響を受ける（重症なほど効果が高い）ことが示されています．また，わが国において最近報告された前向きランダム化多施設共同研究（SAVIOR-C）[2]では，睡眠時無呼吸の有無に関係なく，LVEF＜40％，NYHA＞Ⅱの慢性心不全患者を対象とし，ASV使用群において心不全の増悪抑制およびNYHA心機能分類の改善が認められました．しかし，海外でのASVの国際多施設共同ランダム化比較試験SERVE-HFで，LVEF＜45％の安定した慢性心不全で中枢型優位の中等度以上の睡眠時無呼吸症候群を合併した患者において，無呼吸に対する徹底したASV治療の効果を検討したところ，2015年5月の中間報告では心血管死亡率の年間リスクが対照群7.5％に対し，ASV群では10.0％と増加が認められました．この結果を受け，日本循環器学会，日本心不全学会が発表した慢性心不全患者のASVの使用に関する提言によると，

① 中枢型優位の睡眠時無呼吸を伴う安定状態にあるLVEF低下（45％以下）による睡眠

C. 心不全治療の最新知識

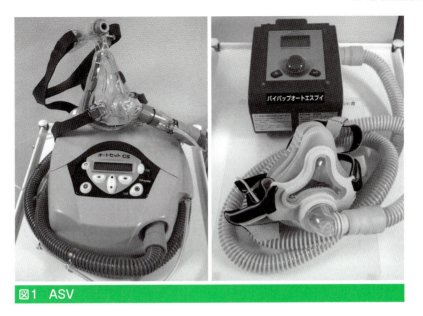
図1　ASV

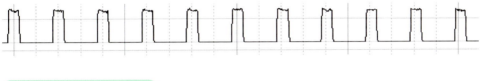

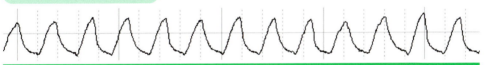
図2　NPPVとASVの圧力供給波形

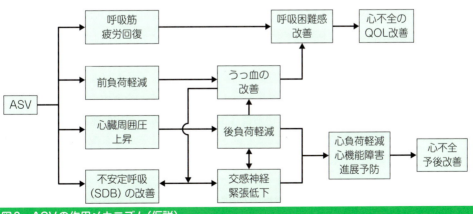
図3　ASVの作用メカニズム（仮説）

時無呼吸・低呼吸の治療では，新規ASV導入は控える．
② ただし，通常の内科治療でも高度のうっ血があり，ASVの導入で奏効かつASVの中止で心不全悪化が予想される症例は継続可．
③ ASVの使用患者で心不全が安定化している場合は，ASVが離脱可能かどうかを検討する．特に，中枢型優位の睡眠時無呼吸でASV治療を始めた患者ではASVの離脱と他治療への変更を考慮し，継続する場合は患者の理解を得るようにする．

とされています．最終結果をとりまとめ中のSERVE-HFで新たな情報が明らかになった場合は，適宜加筆修正が行われる予定です．

とはいえ，日常臨床において在宅でもASVを継続使用しないと心不全管理に難渋する症例があることは確かであり，症例を選んで導入・継続を検討する必要があると考えられます．また，心不全が明らかに改善した場合には，ASV中止の可能性についても検討すべきと思われます．

b CRT-D

1 心不全の増加，慢性心不全の病態

近年，高齢社会，食生活の欧米化，運動不足や肥満などライフスタイルの変化などを背景に，虚血性心疾患，高血圧，心筋症，弁膜症や不整脈などの心疾患患者が増加し，それらを基礎疾患とした心不全症例も増加してきています．本項では，左室内径の拡張や心室壁の菲薄化，収縮力の低下など左室自体が障害されている慢性心不全についてとりあげます．

慢性心不全においては，種々の治療が同時に行われます．従来行われてきた内服や点滴による薬物療法，飲水量や塩分摂取量の制限，適度な運動などの生活指導のほか，近年では慢性心不全の患者に合併することの多い呼吸障害に対する呼吸補助療法，ペースメーカーを植込み，左室・右室両心室の収縮を同期させ，低下した左室収縮力を改善させるCRT（心臓再同期療法）もよく行われるようになっています．

2 CRT-(D)（両室ペーシング機能付き植込み型除細動器）について

1994年，それまで主に徐脈の治療に用いられていたペースメーカーを心不全の治療に応用し，有効であったことがはじめて報告されました．以降，その有用性が認められ，心不全の一般的な治療法として広く用いられています．心不全症例では，心臓内の電気的興奮を伝える刺激伝導系に何らかの障害をきたしていることが多く，心房心室間，心室内，左右心室間における同期不全が存在すると心臓の収縮障害をきたし，その結果心拍出量が低下します．またこのような低左心機能例には心室頻拍・心室細動などの致命的な不整脈も合併しやすく，これら重篤な不整脈の停止に電気的除細動を要することがあります．両室ペーシング機能付き植込み型除細動器（CRT-D）は右房，冠状静脈洞経由で左室の後～側壁にリード線を，右室には除細動機能付きのリード線をそれぞれ配置させたペースメーカーで，上記の問題点に対応します．除細動機能をもたない機種をCRT-P（defibrillatorではなく，pacing）として区別します．すべての心機能低下者に用いられるわけではなく，超音波上LVEFが35％以下，心電図上QRS幅が120 msec以上で治療抵抗性の心不全例のみが治療適応となっています．問題点として，心房細動例にはまだ明確な基準が定められていないこと，左脚ブロック型に効果的ですが，右脚ブロック型にはほとんど効果がないことなどがあげられます．

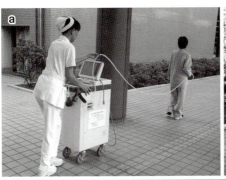
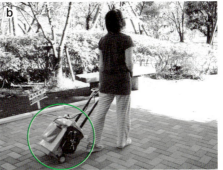

図4 体外式補助人工心臓

a：VCT-50．IPW（専門職連携）による医師・看護師・臨床工学技士・理学療法士チームの協調介入により体外式VADに関しても，積極的に心臓リハビリテーション施行に取り組んでいる．
b：モバート．従来までは大型のNIPRO-VCT-50であったが現在は小型で軽量なモバートも使用．

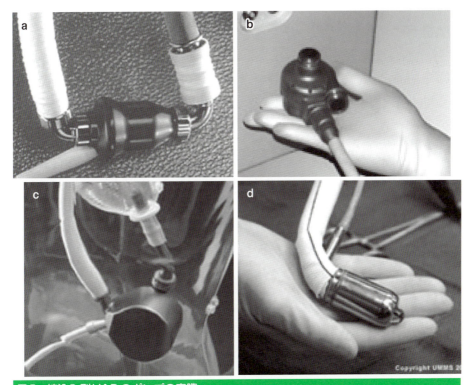

図5 植込み型VADのポンプの実際

a：HeartmateⅡ（小型の軸流ポンプ）．b：EVA Heart（遠心ポンプ）．
c：DuraHeart（浮遊型のロータリーポンプ）．d：Jarvik 2000（心腔内植込み型の軸流ポンプ）

3 植込み後の注意点

　ペースメーカー植込み後と同様，強い電磁波の発生する場所は避ける必要があります．また除細動機能付きを植込まれた患者には，自動車の運転に制限が発生しますので，個別に確認する必要があります．

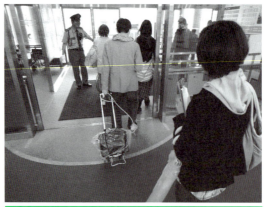

図6 植込み型VAD患者のVADチームによる居宅訪問

C VAD

わが国の心臓移植治療は 2005年より開始されましたが，心臓移植や補助人工心臓(ventricular assist device：VAD)の登場によって治療抵抗性心不全，特に拡張型心筋症(dilated cardiomyopathy：DCM)の治療は大きく変容を遂げたといっても過言ではありません．今までまったく根本的な治療が存在しなかったDCMにおいて，唯一長期に生存しうる希望を与える治療となったのがこの心臓移植とVADといえます．

VADは体外式VAD(図4)と植込み型VAD(図5，図6)に大きく大別されます．

わが国では保険医療として心臓移植目的なしのVAD(デスティネーションセラピー)は基本的に認められておらず，橋渡し(ブリッジ)として用いられます．

それぞれの特徴を簡潔に示すならば，体外式VADは退院できず長期入院生活が必要であり，植込み型VADは退院在宅心臓移植待機が可能である，といえます．

チーム医療はこのVAD施行において不可欠です．医師単独では入院中および在宅の年余にわたる患者生活および家族生活を包括的に管理することは不可能です．機器に関しては臨床工学技士，リハビリテーションに関しては理学療法士，精神面に関しては看護師や臨床心理士など，多職種専門職が積極的に関わり，長期にわたって患者をサポートしていくことが重要と考えられます．

自治医科大学附属さいたま医療センターでは，植込み型VAD患者の退院前には患者の自宅へ居宅訪問を行い，安全にVADを駆動しつつ生活を維持できるかどうかの点検をチーム(医師，看護師，臨床工学技士，理学療法士)で行っています．

文献

1) Momomura S et al：Adaptive servo-ventilation therapy using an innovative ventilator for patients with chronic heart failure；a real-world, multicenter, retrospective, observational study(SAVIOR-R). Heart Vessels, 2014 [Epub ahead of print]
2) Momomura S et al：Adaptive servo-ventilation therapy for patients with chronic heart failure in a confirmatory, multicenter, randomized, controlled study, Circ J **79**：981-990, 2015
3) 循環器病の診断と治療に関するガイドライン(2010年度合同研究班報告)．不整脈の非薬物治療ガイドライン(2011年改訂版)．日本循環器学会ホームページ公開のみ(http://www.j-circ.or.jp/guideline/pdf/JCS2011_okumura_h.pdf)(2015年10月閲覧)

3 リハビリテーション

　心臓リハビリテーションの中核である運動療法は，β遮断薬と同様に以前は心不全患者には禁忌の治療でした．しかし，1990年代には心不全患者に対する有酸素運動を主体とした運動療法が，運動耐容能や生命予後を改善させることが報告されるようになってきました．Belardinelliらは，10年間の監視型運動療法の介入試験を行い，その結果を報告しました[1]．運動療法に対するアドヒアランスは10年間を通して88％と高く，年間一人当たり平均137セッションの運動療法を10年間行うことにより，死亡や再入院のイベントリスクが45％低下しました．長期にわたって運動療法を継続することが，いかに重要であるかを示しています．最近の4,740人の対象者を含むコクランレビューにおいても，心不全に対する運動療法が再入院予防やQOLの向上に有効であることが確認されており[2]，代表的なメタアナリシスであるExTraMATCHの再解析（ExTraMATCH Ⅱ）も行われている最中です[3]．

a 運動療法介入試験の対象患者

　心不全に対する運動療法の対象となる患者を，4つのカテゴリーに大きく分けて図1に示しました．運動療法のエビデンスが最も蓄積されているのは，心不全が8〜12週間安定しているLVEFが低下した心不全（HFrEF）患者（図1，Dの領域）です．急性期の介入試験はまだ少ないのが現状です（図1，A・Cの領域）．最近，LVEFが保持された心不全（HFpEF）患者（図1，Bの領域）においても運動耐容能やQOLの改善効果が報告されており[4]，前向きの多施設研究も進行中です[5]．現在のところ，HFpEF患者に特異的な運動療法はありませんが，高齢女性が多い，合併症の保有数が多い，合併症の管理状況が予後に影響することを考慮する必要があります．

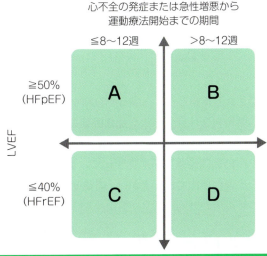

図1　心不全の運動療法介入試験における対象者のカテゴリー

表1　慢性心不全に対する運動療法の適応・禁忌・運動負荷減量や中止の基準

Ⅰ．運動療法の適応
　安定期にあるコントロールされたNYHA Ⅱ～Ⅲの症例

Ⅱ．運動療法の絶対的禁忌
1. 過去1週間以内における心不全の自覚症状（呼吸困難，易疲労性など）の増悪
2. 不安定狭心症または閾値の低い[平地ゆっくり歩行（2 METs）で誘発される]心筋虚血
3. 手術適応のある重症弁膜症，特に大動脈弁狭窄症
4. 重症の左室流出路狭窄（閉塞性肥大型心筋症）
5. 未治療の運動誘発性重症不整脈（心室細動，持続性心室頻拍）
6. 活動性の心筋炎
7. 急性全身性疾患または発熱
8. 運動療法が禁忌となるその他の疾患（中等症以上の大動脈瘤，重症高血圧，血栓性静脈炎，2週間以内の塞栓症，重篤な他臓器障害など）

Ⅲ．運動療法の相対的禁忌
1. NYHA Ⅳまたは静注強心薬投与中の心不全
2. 過去1週間以内に体重が2 kg以上増加した心不全
3. 運動により収縮期血圧が低下する例
4. 中等症の左室流出路狭窄
5. 運動誘発性の中等症不整脈（非持続性心室頻拍，頻脈性心房細動など）
6. 高度房室ブロック
7. 運動による自覚症状の悪化（疲労，めまい，発汗多量，呼吸困難など）

Ⅳ．運動負荷量が過大であることを示唆する指標
1. 自覚症状（倦怠感持続，前日の疲労感の残存，同一負荷量におけるBorg指数の2以上の上昇）
2. 体重増加傾向（1週間で2 kg以上増加）
3. 心拍数増加傾向（安静時または同一負荷量における心拍数の10 bpm以上の上昇）
4. 血中BNP上昇傾向（前回よりも100 pg/mL以上の上昇）

Ⅴ．運動負荷の中止基準
1. 症状：狭心痛，呼吸困難，失神，めまい，ふらつき
2. 兆候：チアノーゼ，顔面蒼白，冷汗，運動失調
3. 血圧：収縮期血圧の上昇不良ないし進行性低下，異常な血圧上昇
4. 心電図：明らかな虚血性ST-T変化，調律異常（著明な頻脈ないし徐脈，心室頻拍，頻発する不整脈，心房細動，R on T，心室期外収縮など），Ⅱ～Ⅲ度の房室ブロック

［心血管疾患におけるリハビリテーションに関するガイドライン（2012年改訂版）より作成］

b 運動療法の適応・禁忌・運動負荷減量または中止の基準

　表1に運動療法の適応・禁忌・運動負荷減量または中止の基準を示しました[6]．NYHA Ⅳ度の心不全患者については，局所的な骨格筋トレーニングやADL改善のための理学療法などは適応となる可能性があります．

c 有酸素運動

　心不全患者に推奨される運動として，歩行や自転車エルゴメーターなどの有酸素運動が推奨されています．開始初期は自覚症状や身体所見を目安に1ヵ月程度かけて時間と強度を徐々に漸増します．安定期では，最高酸素摂取量の40～60％，嫌気性代謝閾値レベル，またはBorg指数11～13の運動強度が推奨されています[6]．運動強度に関しては，強度依存性に運動耐容能の改善が期待できますが[7]，高強度運動療法に伴うリスクに関しては十分なデータがありません．

d 高強度インターバルトレーニング

　インターバルトレーニングは，運動と安静，または強度の異なる運動を交互に繰り返す

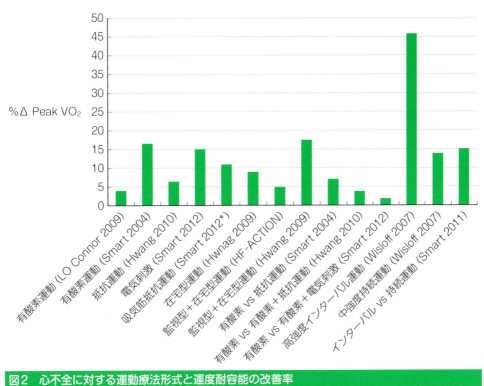

図2 心不全に対する運動療法形式と運動耐容能の改善率

FES：functional electrical stimulation.

（Smart NA：A quantitative guide. Exp Clin Cardiol **18**：e21, 2013 より）

運動療法手段の一つです．従来はアスリートを中心に行われてきた高強度インターバルトレーニングが，慢性心不全患者においても有効であるという試験が報告されています[8,9]（図2）．心不全患者における介入試験で最も引用されているWisloffらの報告では，ウォームアップ10分間の後，最高心拍数の90〜95％強度を4分，50〜70％強度を3分間交互に4セット行う運動療法プログラムを行っています[8]．しかし，心不全に対する高強度インターバルトレーニングにおける介入試験の対象患者は，合計しても100例程度にすぎず，生命予後や心イベント発生率に関するデータは不十分です．標準的な運動療法として確立されているわけではありませんので，今後の研究結果や学会のステートメントを注視する必要があります．

e レジスタンストレーニング

心不全患者に対するレジスタンストレーニングは，筋力や身体機能の改善に有効です[10]．レジスタンストレーニングが最高酸素摂取量の向上に寄与するか否かについては見解が分かれますが，運動耐容能や筋力が低下している対象者においては，レジスタンストレーニングによって運動耐容能の改善が期待できます．

f 神経筋電気刺激療法

神経筋電気刺激療法（neuro muscular electro stimulation：NMES）は，10〜50 Hzの電気刺激を大腿四頭筋や下腿三頭筋などに1日30〜240分，週3〜7日間施行するト

レーニングで，心不全患者の運動耐容能，QOL，下肢筋力などの改善に有効であることが報告されています[11]．十分な運動療法が行えない患者には特に有効と思われます．ICD装着患者に対する骨盤より近位の身体部位へのNMESは，植込み型除細動器（ICD）の誤作動を引き起こす可能性があるため禁忌です．

g 吸気筋トレーニング

吸気筋力が低下した患者に対する吸気筋トレーニングが，運動耐容能やQOLの改善に有効であるという報告が増えています[12]．特に，吸気筋力が低下した患者（PImax＜60 cmH$_2$O or 年齢予測値の＜70％）に有効性が高いと考えられています．

本項では，心臓リハビリテーションの中でも運動療法について中心に述べました．継続的な患者教育やカウンセリングも重要な要素ですが，その点は他項に詳しいので割愛しました．急性期，超高齢者や女性患者についてはまだデータが少ないのが現状です．高齢化率40％時代の到来を見据え，高齢患者に対する心臓リハビリテーションの普及と新たな介入の検証が必要になっています．

文 献

1) Belardinelli R et al：10-year exercise training in chronic heart failure；a randomized controlled trial. J Am Coll Cardiol **60**：1521-1528, 2012
2) Taylor RS et al：Exercise-based rehabilitation for heart failure. Cochrane Database Syst Rev **4**：CD003331, 2014
3) Taylor RS et al：Exercise training for chronic heart failure（ExTraMATCH II）；protocol for an individual participant data meta-analysis. Int J Cardiol **174**：683-687, 2014
4) Edelmann F et al：Exercise training improves exercise capacity and diastolic function in patients with heart failure with preserved ejection fraction；results of the Ex-DHF pilot study. J Am Coll Cardiol **58**：1780-1791, 2011
5) Nolte K et al：Effects of exercise training on different quality of life dimensions in heart failure with preserved ejection fraction；the ex-dhf-p trial. Eur J Prev Cardiol **22**：582-593, 2015
6) 循環器病の診断と治療に関するガイドライン（2011年度合同研究班報告），心血管疾患におけるリハビリテーションに関するガイドライン（2012年改訂版），日本循環器学会ホームページ公開のみ（http://www.j-circ.or.jp/guideline/pdf/JCS2012_nohara_h.pdf）（2015年10月閲覧）
7) Ismail H et al：Clinical outcomes and cardiovascular responses to different exercise training intensities in patients with heart failure；a systematic review and meta-analysis. JACC Heart Fail **1**：514-522, 2013
8) Wisloff U et al：Superior cardiovascular effect of aerobic interval training versus moderate continuous training in heart failure patients；a randomized study. Circulation **115**：3086-3094, 2007
9) Smart NA：How do cardiorespiratory fitness improvements vary with physical training modality in heart failure patients? A quantitative guide. Exp Clin Cardiol **18**：e21-25, 2013
10) Savage PA et al：Effect of resistance training on physical disability in chronic heart failure. Med Sci Sports Exerc **43**：1379-1386, 2011
11) Smart NA et al：Functional electrical stimulation for chronic heart failure；a meta-analysis. Int J Cardiol **167**：80-86, 2013
12) Smart NA et al：Efficacy of inspiratory muscle training in chronic heart failure patients；a systematic review and meta-analysis. Int J Cardiol **167**：1502-1507, 2013

4　遠隔モニタリングシステム

　不整脈植込みデバイスの進歩・普及に伴い，従来のプログラマーを用いて行う対面診療のみでは，フォローアップの質を維持したうえで多くの患者を管理することが困難となってきています．そこで，心臓ペースメーカー，植込み型除細動器（ICD），心臓再同期療法（CRT），植込み型ループレコーダー（implantable loop recorder：ILR）などの植込みデバイスの遠隔モニタリングシステム（remote monitoring system：RMS）が注目され普及しつつあります．RMSとは患者が自宅，職場，旅先などの遠隔地にいながらにして，電話回線を通じて植込みデバイス情報をサーバーに送り，医療スタッフがその情報をインターネットで閲覧できる遠隔医療システムです．

a　RMSの歴史

　米国では，1970年代より心臓ペースメーカーのフォローアップにtrance telephonic monitorin（TTM）というRMSの原型のようなシステムが導入され，今日でも活用されています．RMSは2002年より米国と欧州で使用が認可され，特に米国では急速に普及しました．わが国では2008年に薬事承認され，2010年4月より保険償還されたことを機に次第に普及しつつあります．

b　RMSの有用性

1　外来通院の負担軽減

　増加しつつあるデバイス外来の中で，多くのデバイス情報を把握することは困難です．RMSを活用することで，事前にデバイスから得られる多くの情報を確認することができ，スムーズな対面外来が可能となります．また，通常の外来通院やかかりつけ医との連携をとれば，RMSと対面外来を併用することで通院回数を減らすことも可能です．これは，対面外来への通院が困難な遠隔地に居住している患者や施設に入所している患者などにとっては大きなメリットです．

2　デバイスおよびリードの不具合やショック作動などの緊急性の高いエピソードの早期発見

　初期段階では自覚症状を伴わないことも少なくないショックリードの断線やコンダクターショートなどの重大な不具合，バッテリー消耗などもアラート機能を活用することで早期発見・早期対応が可能となります．また，ショック作動に対してもアラート機能で早期対応することで，ストーム回避につながることもあります．
　さらに，動悸などの症状でフォローアップ施設に電話相談する際にも，RMSで臨時送信をすることで送信時心電図やエピソードを受診前に確認することが可能となり，受診のタイミングなど適切な電話対応に有用です．

3　胸郭内インピーダンスを用いた心不全モニタリング

　デバイスとリードから得られる生体情報は，心拍数や心室性・心房性不整脈の発生状況や患者の活動度に加え，デバイス本体と右室リードの電極間でインピーダンスを測定することで得られる胸郭内インピーダンスが，心不全管理の点からも注目されています．肺うっ血をきたすと胸郭内の体液が貯留するためインピーダンスが低下することを利用したものです

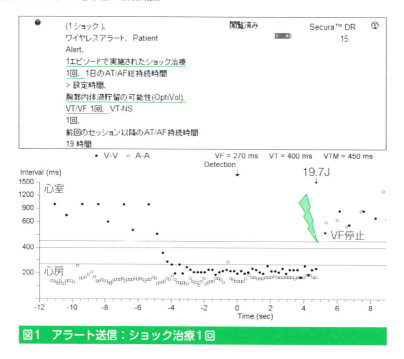

図1　アラート送信：ショック治療1回

が，デバイスポケット内の血腫や感染，心嚢液貯留，肺炎などでも胸腔内インピーダンスは低下しうるので，不整脈の発生状況や患者活動度などと総合的に評価することが重要です．

4 大規模試験が示す有用性と安全性

TRUST試験では[1,2]，ICD植込み患者をRMS群と対面診療群にランダムに割り付けし，1年間の来院回数と有害事象を調査しました．RMSは対面診療と比較して45％来院回数が少ないという結果でした．また，2群間で有害事象（死亡，脳梗塞，外科的処置）の発生率に有意差を認めず，RMSは対面診療と同等の安全性が示されました．さらに，心房細動や心室頻拍などの不整脈イベントやリードやデバイスの不具合もRMSは対面診療よりも早期発見が可能でした．CONNECT試験では[3]，不整脈などの臨床イベントが治療方針決定までに要する時間について，対面診療群が22日であったのに比較してRMS群は4.6日と有意に短縮することができました．また，循環器関連の平均入院期間も対面診療群が4.0日であったのに比較してRMS群では3.3日に有意に短縮することができました．

c RMSが有効であった自験例

弁膜症性心筋症でICD植込み後の症例を提示します．RMSのアラート送信があり，心室細動に対するショック治療と（図1），胸腔内体液貯留のエピソードを認めました（図2）．患者に電話連絡のうえ救急受診を指示し，診察したところ，軽度の心不全の状態でした．そのまま入院のうえ点滴加療など行い，早期の入院加療が可能であったため，約1週間の入院で軽快退院することができました．

d RMS運用におけるチーム医療の重要性

RMSを導入および運用するにあたって，運用フローの作成，導入患者の選定，導入説明，患者登録，送信日の管理，送信データの入力および診断，患者への送信データのフィー

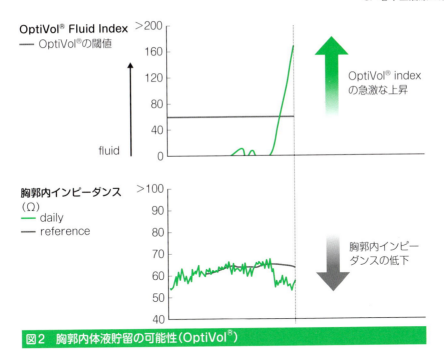

図2 胸郭内体液貯留の可能性（OptiVol®）

ドバックなど医師のみで運用することは困難であり，多職種の協力が必要不可欠です．榊原記念病院では2009年よりRMSの運用を開始しましたが，2010年には登録患者の増大に伴い医師のみでは十分な対応が困難となりました．多くの患者にRMSを円滑に運用し，質の高いデバイスフォローアップを提供するためには多職種の協同が不可欠と考え，2010年よりデバイスチームを発足させました．2015年7月現在では医師3人，外来看護師5人，病棟看護師10人，臨床工学技士1人，医療事務10人，医療連携3人で約1,800人のRMS登録患者の運用を行っています．榊原記念病院でのRMS導入初期の159症例を対象に，初回送信までの期間を看護師介入の有無に分けて比較検討したところ，看護師が未介入の群は10.9日要したのに比較して，看護師が介入した群は6.6日と有意に短縮することができました[4]．

今後RMSがさらなる発展・普及するためには，RMS業務に関わるチーム全体のレベルアップを図るのはもちろんのこと，特定のスタッフに業務負担が集中しないようにコントロールをすることや，新たなスタッフを教育しチーム全体を充実させていくことも重要です．

文献

1) Varma N et al：Efficacy and safety of automatic remote monitoring for implantable cardioverter-defibrillator follow-up；the Lumos-T Safely Reduces Routine Office Device Follow-up（TRUST）trial. Circulation **122**：325-332, 2010
2) Varma N et al：Automatic remote monitoring of implantable cardioverter-defibrillator lead and generator performance；the Lumos-T Safely RedUceS RouTine Office Device Follow-Up（TRUST）trial. Circ Arrhythm Electrophysiol **3**：428-436, 2010
3) Crossly GH et al：The CONNECT（Clinical Evaluation of Remote Notification to Reduce Time to Clinical Decision）trial；the value of wireless remote monitoring with automatic clinician alerts. J Am Coll Cardiol **57**：1181-1189, 2011
4) 前田友未ほか：遠隔モニタリングの初回送信への介入の有効性．Ther Res **32**：459-461, 2011

5 栄養療法

　肥満は高血圧，糖尿病，脂質異常症を合併しやすく，将来の心不全発症のリスク因子であること，また心不全患者では水分を貯留しやすく，心不全の悪化で体重増加が認められることより，従来心不全患者には"体重を増やさないように"という指導が行われていました．ところが，心不全患者においては体重減少が予後悪化因子であり，体重が増加していることが予後良好であるという報告がAnkerらによってなされ，"obesity paradox"といわれるようになりました[1]．このため欧米では，2008年にワシントンで開催されたカヘキシー・コンセンサス・カンファレンスにおいて，心不全にみられるカヘキシー（cachexia）の概念が提唱され，その病態解明と治療法の検討が行われつつあります[2]．また，2013年のACCF/AHA心不全ガイドラインにおいても，はじめてカヘキシーが予後不良因子として記載されました[3]．

a 低栄養の概念と評価

　カヘキシーは炎症の亢進，インスリン抵抗性，蛋白異化の亢進など多くの因子を包括した概念として提唱され，その結果，骨格筋量・脂肪量・骨量が減少します[2]．また表1にコンセンサス・カンファレンスによるカヘキシーのスクリーニング基準を示します[2]．表1にある貧血，低アルブミンは予後不良因子ですが，心不全患者では低コレステロール血症，リンパ球数減少なども予後不良因子であることが報告されており，低栄養の評価としてControlling Nutritional Status（CONUT）スコアのように低アルブミン・低コレステロール・低リンパ球数を包括した指標もあります．筋肉量・脂肪量・骨量の推定には本来ならばdual energy X-ray absorptiometry（DEXA）を用いますが，部位別生体電気インピーダンス法による体組成計を用いた簡便な評価法も有用だろうと思われます．

b 治療法

　現在，ガイドラインなどによりコンセンサスの得られたカヘキシーの治療法は存在しませんが[4]，慢性心不全では，①心不全の基礎治療薬の徹底，②適切な栄養指導，③適切な栄養療法，④運動療法を組み合わせること，急性心不全の状態では，さらなる栄養状態悪化に配慮することが必要と考えます．

表1　カヘキシーの診断基準

1. 慢性疾患の存在
2. 12ヵ月における5%以上の体重減少またはBMI＜20 kg/m^2
3. 以下の3つを満たすこと
   - 筋力低下
   - 倦怠感
   - 食欲不振
   - 低fat-free mass index
   - 生化学指標異常
       a)炎症亢進：CRP＞5.0 mg/L，IL-6＞4.0 pg/mL
       b)ヘモグロビン＜12 g/dL
       c)血中アルブミン＜3.2 g/dL

（Evans WJ et al：Clin Nutr **27**：793, 2008 より）

C. 心不全治療の最新知識

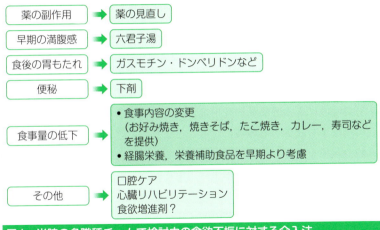

図1　当院の多職種チームで検討中の食欲不振に対する介入法
医師，看護部，薬剤部，栄養部，心臓リハビリテーション部で合同作成．

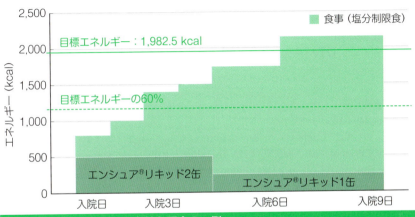

図2　経腸栄養を検討した急性心不全の一例

[症例　74歳，女性]
急性心不全として当科緊急入院となった．必要エネルギーは簡易式より体重(kg)×30 kcal/日で目標エネルギーを求めたが，心不全による食欲不振があり全摂取は困難であることが予想されたためエンシュア®リキッド(1缶250 mL，250 kcal，蛋白8.8 g，水分213 mL)を補助食として使用した．入院3日で必要エネルギーの60〜80％摂取を目標とした．心不全の改善とともに入院5日は5〜6割の食事を摂取できるようになったため，エンシュア®を1日あたり1缶摂取へと減量し，入院7日ごろからほぼ全量摂取可能となったため，入院9日にエンシュア®中止とした．

1 慢性心不全

① 心不全の基礎治療(ACE阻害薬，β遮断薬)：カヘキシーは心不全がコントロールできれば消退すると考えられています．

② 基本的食事パターン：野菜，果物，胚芽を含んだ全粒穀物，魚の摂取が心血管イベントの抑制することが多くの疫学試験より示されています[5]．

③ 栄養：必要カロリーの計算は，基礎エネルギー消費量を予測するHarris-Benedict式に活動係数，ストレス係数をかけるか，体重あたり25〜30 kcalを基準として適宜増減という簡易計算を用います．兵庫県立尼崎総合医療センターでは食欲が低下した場合，図1のようなチェックを行い，食事内容の変更(お好み焼き，焼きそば，たこ焼き，

カレー，寿司などを提供）をしたり，栄養補助食品を早期より考慮するようにしています．

2 急性心不全

急性心不全では慢性心不全と比較して，①炎症性サイトカイン，カテコラミン系，ナトリウム利尿ペプチド系が活性化することから，蛋白異化，脂肪融解がさらに活性化するうえに，②努力呼吸による呼吸筋の仕事量が増え，③肝うっ血によりアルブミン生成が低下し，④食事摂取量も減少する環境になることなどが，急速に栄養状態を悪化させます．可能な限り絶食状態を回避し，経口摂取が十分でない場合は，経腸栄養を適宜考慮します．その効果には腸管粘膜の維持，萎縮予防，免疫維持，腸管運動障害による腸管細菌の異常増殖の抑制などが期待されます．しかし，急性期の栄養過剰投与は高血糖になることによる感染リスクの増大，炎症増悪などのデメリットも予想されるため，栄養過剰にならないよう注意が必要です．経腸栄養の開始が1週間以上不可能な場合には，経静脈的栄養も考慮します．急性期の内因性エネルギーを意識しover feedingにならないことに心がけ，具体的には少量から開始し，入院1週間で目標エネルギーの少なくとも5割以上に達するようにします（図2）．ただし，他疾患と異なるのは急性心不全では水分管理が非常に重要であり，点滴と経腸管的に吸収される水分量に対して，不感蒸泄と尿量として排出される水分量とのIN-OUTバランスの調節が必要です．

文 献

1) Anker SD et al：Wasting as independent risk factor for mortality in chronic heart failure. Lancet **349**：1050-1053, 1997
2) Evans WJ et al：Cachexia：a new definition. Clin Nutr **27**：793-799, 2008
3) Yancy CW et al：2013 ACCF/AHA guideline for the management of heart failure：a report of the American College of Cardiology Foundation/American Heart Association Task Force on Practice Guidelines. J Am Coll Cardiol **62**：e147-e239, 2013
4) Anker SD et al：ESPEN Guidelines on Parenteral Nutrition：on cardiology and pneumology. Clin Nutr **28**：455-460, 2009
5) American Heart Association Nutrition Committee：Diet and lifestyle recommendations revision 2006；a scientific statement from the American Heart Association Nutrition Committee. Circulation **114**：82-96, 2006

6 その他の治療法

a 心臓移植

　心臓移植は，拡張型心筋症などにより治療抵抗性心不全に陥った患者に対して，現在ほぼ唯一の効果的な最終的な治療手段ですが，わが国では心臓移植は最近始まったばかりであり，その橋渡しになる体外式あるいは補助人工心臓（VAD）もようやく軌道に乗り始めたところです．本項では心臓移植までの道のり，待機期間中，心臓移植手術後に分けて概説し，チーム医療としてどのようなことが必要とされるか考察します．

1 心臓移植までの道のり

　心臓移植までの平均待機期間は現在平均3年前後となっていますが，心臓移植候補待機患者の増大により今後さらに延長し，3～5年前後の待機期間となることが見込まれます．

　心臓移植は貴重なドナー心を国内全体で公平に大切に使用するという観点から，自施設だけの決定でなく，他の機関からの適応判定員会による認定を受けなければなりません．具体的には院内適応判定委員会で適応判定の後，以下の2段階が必要です．
① 心臓移植施設の適応判定員会
② 日本循環器学会の適応判定委員会

　内容としては，単に医学的に心臓移植の要件を満たすだけでなく，社会的・精神的・経済的にも移植前・移植後の生活に十分耐えていけるかが審査されます（表1，表2）．

2 心臓移植待機期間中

a. 体外式VADの場合

　心臓移植までは，現在最低でも3年間の入院待機期間が必要と考えらます．体外式VADは送血管脱血管が外部に露出した状態となるため，途中経過で出血，血栓，感染などを併発することが多く，感染の多くは耐性菌感染へと移行し，平均1～2年で死亡します．これらをくぐりぬけた患者のみが，心臓移植まで到達することができることになります．入院中は個室を使用することになり，外出できない患者の精神的ストレスが蓄積するため，医師，看護師，臨床工学技士のみならず臨床心理士，理学療法士などの積極的介入も重要です．

b. 植込み型VADの場合

　在宅で心臓移植待機ができるため，体外式VADに比べて患者の負担が少なく理想的です．入院中は医療従事者が装置の管理を行いますが，在宅管理へ移行するということは，外来時以外は本人・家族が装置に関して積極的に関わらなければいけないということになります．具体的には装置について熟知し，トラブルが発生した際には適切に対処しなければなりません．また患者や介護者は退院後在宅管理へ移行すると，機械のアラームなどでも不安を訴えるようになるので，在宅療法中の管理についてはVAD管理チームとして医師や臨床工学技士のみならず，看護師，臨床心理士などの介入も重要です（表3）．

3 心臓移植後

　心臓移植手術が終わっても，それがイコール根治あるいはゴールというわけではありません．人工心臓からは解放されますが，同時に免疫抑制薬の内服を終生を通じて行わなければなりません．免疫抑制薬を終生内服するということは，すなわち規則正しい生活と感

表1　わが国での心臓移植適応

1. 不治の末期的状態にあり，以下のいずれかの条件を満たす場合
    a) 長期間またはくり返し入院治療を必要とする心不全
    b) β遮断薬およびACE阻害薬を含む従来の治療法ではNYHA Ⅲ度ないしⅣ度から改善しない心不全
    c) 現存するいかなる治療法でも無効な致死的重症不整脈を有する症例
2. 年齢は60歳未満が望ましい
3. 本人および家族の心臓移植に対する十分な理解と協力が得られること

［慢性心不全治療ガイドライン（2010年改訂版）］より抜粋

表2　心臓移植の除外基準

Ⅰ．絶対的除外条件
1. 肝臓，腎臓の不可逆的機能障害
2. 活動性感染症（サイトメガロウイルス感染症を含む）
3. 肺高血圧症（肺血管抵抗が血管拡張薬を使用しても6 wood単位以上）
4. 薬物依存性（アルコール性心筋症を含む）
5. 悪性腫瘍
6. HIV抗体陽性

Ⅱ．相対的除外条件
1. 腎機能障害，肝機能障害
2. 活動性消化性潰瘍
3. インスリン依存性糖尿病
4. 精神神経症（自分の病気，病態に対する不安を取り除く努力をしても，何ら改善がみられない場合に除外条件となることがある）
5. 肺梗塞症の既往，肺血管閉塞病変
6. 膠原病などの全身性疾患

［慢性心不全治療ガイドライン（2010年改訂版）］より抜粋

表3　患者およびシステムの駆動状態のモニタリング間隔とその内容

項目	実施者	頻度	内容
自己管理（患者自身が毎日チェックし，留意すべき事項）	患者	毎日	体温，体重，血圧[*1]，抗凝固療法[*2]，皮膚貫通部の状態[*3]，服薬内容，システムの駆動状態
診察	VAD管理チーム	1回/月	全身状態，血行動態，抗凝固療法，感染の有無，皮膚貫通部の状態，投薬内容・服薬の状況，システムの駆動状態
治療成績評価	VAD管理チーム	1回/6〜12ヵ月	・運動能力（6分間歩行試験またはCPXなど） ・血行動態（心エコー） ・QOL（SF-36，EuroQolなど），精神神経機能評価（MMSE，TMT-Bテストなど） ・その他の検査（頭部CT検査，胸部CT検査）

[*1] 小型の血圧計や携帯型心電計を準備すれば，自宅でも簡単に生体情報を確認することができる．心電計は患者が不快感を訴えたときに，不整脈によるものかを鑑別するのに有用である．

[*2] PT-INRを測定することができる血液凝固分析装置（コアグチェック®XSパーソナル）を用いれば，自宅においても日々のPT-INR値のチェックを行うことができ，在宅療養中におけるワルファリン量のコントロールに有用である．

[*3] 皮膚貫通部の状態を写真に撮って記録を残しておいてもらうことによって，その変化を捉えることが容易となる．

［循環器病の診断と治療に関するガイドライン2013（2011-2012年度合同研究班報告），重症心不全に対する植込型補助人工心臓治療ガイドライン（日本循環器学会/日本心臓血管外科学会合同ガイドライン）］

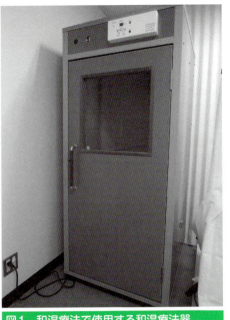

図1 和温療法で使用する和温療法器

染予防という地道な毎日を，しっかり送ることができなければなりません．

b 和温療法

　和温療法とは，心身を和ませる温度（60℃）で全身を15分間均等加温室（器）で保温し，深部体温を約1.0℃～1.2℃上昇させた後，さらに30分間の安静保温で和温効果を持続させ，終了時に発汗に見合う水分を補給する治療法です[1]．薬物療法に治療抵抗性の，各領域における難治性疾患に対しての治療効果が注目されています．循環器領域においては，和温療法による末梢血管拡張作用から心臓の前負荷・後負荷の軽減が得られ，心拍出量の増加が得られることが報告されています[2]．慢性心不全患者では，臨床症状，心機能，血管機能を改善させ，心不全の増悪因子である神経体液性因子の異常を是正します[3]．

　心不全治療では，症状の改善のみではなく予後の改善を考慮した治療が重要です．β遮断薬やACE阻害薬などの神経内分泌系を阻害する薬剤，いわゆる心保護薬による薬物療法に加え，和温療法を含む非薬物療法を効果的に組み合わせることがこれからの心不全治療として必要とされます．

　和温療法は，日本循環器学会「慢性心不全治療ガイドライン」[5]において，心不全に対する薬物療法の補助療法として治療推奨度ClassⅠ（エビデンスから通常適応され，常に容認される）の適応が示されています[4]．しかし，医療機器として承認されている和温療法器（図1）に，心不全治療としての保険適用はまだありません．現在，和温療法器を用いた和温療法の，慢性心不全補助療法としての承認を得るべく前向き多施設共同研究が進行中です．

文 献

1) 循環器病の診断と治療に関するガイドライン2013（2011-2012年度合同研究班報告），重症心不全に

対する植込型補助人工心臓治療ガイドライン（日本循環器学会/日本心臓血管外科学会合同ガイドライン）
2) 鄭　忠和：和温療法　21世紀の革新的医療へ．日温気物医誌 **71**(1)：1-2．2007
3) Tei C et al：Acute hemodynamic improvement by thermal vasodilation in congestive heart failure. Circulation **91**：2582-2590, 1995
4) Kihara T et al：Repeated sauna treatment improves vascular endothelial and cardiac function in patients with chronic heart failure. J Am Coll Cardiol **39**：754-759, 2002
5) 循環器病の診断と治療に関するガイドライン（2009年度合同研究班報告），慢性心不全治療ガイドライン（2010年改訂版），日本循環器学会ホームページ公開のみ（http://www.j-circ.or.jp/guideline/pdf/JCS_matsuzaki_h.pdf）（2015年10月閲覧）

付録

心不全のケアと管理に役立つ資料例

付録．心不全のケアと管理に役立つ資料例

1　ESC 心不全疾患マネジメントプログラム

役立つシチュエーション：具体的な心不全患者に対する教育の項目の整理とその内容のために．

項目	内容
1. プログラムの特徴	● 多職種（multidisciplinary）チームで行うこと． ● 症候性のハイリスクの患者を特にターゲットとすること． ● 十分に教育を受けたスタッフで構成すること．
2. プログラムの内容について	● 薬物学的治療・デバイス治療を最適化すること． ● 患者のセルフケア・アドヒアランスに重点を置いた教育をすること． ● 患者自身による症状モニタリングと利尿薬調整を導入すること． ● 退院後のフォローアップをクリニック，電話，もしくは遠隔モニタリングで行うこと． ● 患者側からのヘルスケアへのアクセスを容易にすること． ● 症状増悪時に患者がヘルスケアへアクセスすることを可能にすること． ● 説明不可能な体重増加，栄養状態の変化，身体機能，QOL，血液検査の変化に対するアセスメントと必要であれば介入． ● 必要であればさらなる高度医療へアクセスすること． ● 患者本人や必要であれば周囲の人々に対する精神的ケア．
3. 患者教育の実際 3-1. 機序	● 心不全がどのような機序で起こり，どのような症状が出るのかを理解する．
3-2. 予後	● 心不全にとって，どのような因子が予後に影響を与えるのかを理解する．
3-3. 症状のモニタリングとセルフケア	● 症状の自己モニタリング． ● 毎日体重を測り，急速な体重増加に気づくこと． ● いつ，どのようなときにヘルスケアプロバイダーへアクセスするべきか理解する． ● 呼吸困難感・浮腫の増悪時，>2 kg/3日間の体重増加があったときには患者は利尿薬を増量する，かつ/もしくはヘルスケアチームに知らせる必要があることを理解する． ● もし適切で可能である考えられるならば，十分な教育と指導の後に患者自身による利尿薬の調整を考慮する．
3-4. 薬物療法	● 各内服薬の適応・量・その効果を理解する． ● 各内服薬の副作用を理解する．
3-5. アドヒアランス	● 薬物療法を継続することの重要性を理解する． ● NYHA Ⅲ or Ⅳ度の症候性の心不全患者においては，塩分制限は症状のコントロールに有用である可能性がある．
3-6. 食事	● 過剰な水分摂取は避ける．重症心不全患者に対する水分制限（1.5～2.0 L/日）は症状のコントロールに有用な可能性があるが，軽症や中等症の症候性心不全患者すべてに対する水分制限は有用でない可能性がある．体重ベースの水分制限（30 mL/kg/日，85 kg以上の患者に対しては35 mL/kg/日）は，のどの渇きを軽減する可能性がある． ● 低栄養をモニタリングし，予防する． ● 健康的な体重を維持する．
3-7. アルコール摂取	● アルコール性心筋症患者は断酒が必要．それ以外ならば一般的な適量のアルコール摂取にとどめる［男性：2単位/日，女性：1単位/日．1単位は純粋なアルコールとして10 mL（例：グラスワイン1杯，280 mL程度のビールが相当）］．
3-8. 喫煙	● 禁煙と非合法ドラッグの中断．
3-9. 運動	● 運動の心不全に対する効果を理解する． ● 運動を定期的に行う． ● 自身の身体機能に関して，自信をもち不安をなくす．
3-10. 旅行	● 身体機能に応じた旅行やレジャーを行う． ● 旅行に行くときには，自身の病歴・内服薬などを書いたレポートを持参する． ● 飛行中，または暑い気候のところでは飲水量に注意する．アミオダロンなどを内服している患者は，日光に被曝することに対して配慮する．

（つづく）

(つづき)

項目	内容
3-11. 性的活動	● 患者の性生活に関する心配を，気兼ねなく医療プロフェッショナルに話せるように配慮する． ● 安定している患者においては，症状がなければ通常の性生活を送ることは問題ない．
3-12. ワクチン接種	● 各国のガイドラインや，診療に応じて適切にインフルエンザワクチン・肺炎球菌ワクチンを接種する．
3-13. 睡眠障害	● 睡眠障害を防ぐために減量や禁煙，アルコールをやめることを考慮する．
3-14. 精神的ケア	● 心不全患者において認知機能障害やうつ病が一般的な問題であることを理解し，社会的なサポートの重要性を理解する．

(McMurray JJ：Eur Heart J **33**：1787, Table 26, Table 27, 2012 より改変)

2 ACCF/AHA 心不全ステージと NYHA 心機能分類

役立つシチュエーション：多職種での患者の症状の程度を表す共通言語として．

	ACCF/AHA心不全ステージ		NYHA心機能分類
A	心不全発症のハイリスクではあるが[*1]，明らかな心機能異常も心不全症状もない．	なし	
B	心臓の構造的異常[*2]があるが，心不全症状がない．	I	日常生活においてまったく心不全症状がなく，活動に制限がかからない．
C	心臓の構造的異常があり，心不全症状がある．	I	日常生活においてまったく心不全症状がなく，活動に制限がかからない．
		II	安静では無症状だが，日常生活レベルの活動で心不全症状が出現する．多少の活動制限がある．
		III	安静では無症状だが，日常生活レベル以下の活動で心不全症状が出現する．著明な活動制限がある．
D	治療抵抗性の心不全があり，特別な介入を必要とする	IV	安静時にも心不全症状があり，すべての活動で心不全症状を伴う．

[*1] 高血圧，動脈硬化性病変，糖尿病，肥満，メタボリックシンドロームをもつ．
[*2] 陳旧性心筋梗塞，左室肥大，LVEF低下，無症候性の弁膜症をもつ．

(Yancy CW：J Am Coll Cardiol **62**：e147, table 4, 2013 より改変)

3 薬剤一覧

役立つシチュエーション：薬剤師や看護師が内服の量に関して調べたいときの参考に．

薬剤	初期投与量	最大量	これまでの大規模臨床試験にて使用された平均1日量	日本国内で承認されている適応症・用量
ACE阻害薬				
カプトプリル	6.25 mg，3回/日	50 mg，3回/日	122.7 mg/日	心不全：適応なし 高血圧：37.5～75（最大150）mg/日
エナラプリルマレイン酸塩	2.5 mg，2回/日	10～20 mg，2回/日	16.6 mg/日	心不全：5～10 mg/日 高血圧：5～10 mg/日
リシノプリル水和物	2.5～5 mg，1回/日	20～40 mg，1回/日	32.5～35.0 mg/日	5～10 mg/日 腎機能障害・高齢者では2.5 mg/日より
ペリンドプリルエルブミン	2 mg，2回/日	8～16 mg，1回/日	N/A	心不全：適応なし 高血圧：2～4（最大8）mg
トランドラプリル	1 mg，1回/日	4 mg，1回/日	N/A	心不全：適応なし 高血圧：1～2 mg/日
ARB				
カンデサルタンシレキセチル	4～8 mg，1回/日	32 mg，1回/日	24 mg/日	心不全：4～8 mg/日 高血圧：4～8（最大12）mg/日
ロサルタンカリウム	25～50 mg，1回/日	50～150 mg，1回/日	129 mg/日	心不全：適応なし 高血圧：25～100 mg
バルサルタン	20～40 mg，2回/日	160 mg，2回/日	254 mg/日	心不全：適応なし 高血圧：40～80（160）mg
アルドステロン拮抗薬				
スピロノラクトン	12.5～25.0 mg，1回/日	25 mg/日 or 2回/日	26 mg/日	心不全：50～100 mgを分割経口投与 高血圧・腎性浮腫・肝性浮腫など：同様
エプレレノン	25 mg，1回/日	50 mg，1回/日	42.6 mg/日	心不全：適応なし 高血圧：50～100 mg
β遮断薬				
ビソプロロールフマル酸塩	1.25 mg，1回/日	10 mg，1回/日	8.6 mg，1回/日	心不全：0.625～5 mg/日 本態性高血圧など：5 mg/日
カルベジロール	3.125 mg，2回/日	50 mg，2回/日	37 mg/日	心不全：1.25～10 mg，2回/日 高血圧：10～20 mg，2回/日
メトプロロール酒石酸塩徐放薬（日本未発売）	12.5～25 mg，1回/日	200 mg，1回/日	159 mg/日	

（Yancy CW et al：J Am Coll Cardiol **62**：e174, Table 15, 2013 より改変）

4 ガイドラインの比較表

役立つシチュエーション：薬剤師が内服内容を確認するときに，現在の治療で必要な薬物療法が抜けていないかのチェックに．また，看護師・理学療法士が患者の薬物療法内容を理解する助けのために．

	ESC 2012ガイドライン	ACCF/AHA 2013 ガイドライン	JCS 2010ガイドライン
利尿薬	● 推奨なし	● 体液貯留のあるすべてのEF≦40％に対して症状改善の目的での使用（推奨：Class I, LOE：C）	● うっ血に基づく症状を有する患者に対するループ利尿薬，サイアザイド利尿薬，アルドステロン拮抗薬の使用（推奨：Class I, LOE：C） ● うっ血に基づく症状を有する患者に対するループ利尿薬，サイアザイド利尿薬，アルドステロン拮抗薬以外の利尿薬の使用（推奨：Class IIb, LOE：C）
ACE阻害薬/ARB	● すべてのEF≦40％のHF患者に対して（推奨：Class I, LOE：A）	● すべてのEF≦40％のHF患者に対して（推奨：Class I, LOE：A）	● 禁忌を除きすべての患者に対する使用（無症状の患者も含む）（推奨：Class I, LOE：A）
ARB	● EF≦40％のHF患者でACE阻害薬が咳嗽により忍容性なしと判断されたHF患者，もしくはACE阻害薬＋β遮断薬で治療後でNYHA II〜IVでMRAに忍容性がないHF患者（推奨：Class I, LOE：A）	● EF≦40％のHF患者でACE阻害薬が咳嗽により忍容性なしと判断されたHF患者（推奨：Class I LOE：A） ● EF≦40％のHF患者で，すでにARBを他の適応で内服しているHF患者におけるACE阻害薬に代わる第一選択（推奨：Class IIa, LOE：A） ● ACE阻害薬＋β遮断薬で治療後でNYHA II〜IVでMRAに忍容性がないHF患者（推奨：Class IIb, LOE：A）	● ACE阻害薬に忍容性のない患者に対する投与（推奨：Class I, OE：A）
β遮断薬	● すべてのEF≦40％のHF患者に対して（推奨：Class I, LOE：A）	● すべてのEF≦40％のHF患者に対してエビデンスある3剤（ビソプロロール・カルベジロール・徐放性メトプロロール）から選択して使用（推奨：Class I, LOE：A）	● 有症状の患者に対し予後の改善を目的とした導入（推奨：Class I, LOE：A）
MRA（エプレレノン・スピロノラクトン）	● β遮断薬＋ACE阻害薬 or ARBで治療してもNYHA II〜IVのEF≦35％のHF患者（推奨：Class I, LOE：A）	● β遮断薬＋ACE阻害薬 or ARBで治療してもNYHA II〜IVのEF≦35％のHF患者．ただし，NYHA IIの患者は心血管イベントによる入院歴もしくはナトリウム利尿ペプチドの上昇があることが必要で，高カリウム血症，腎機能のモニタリングが必要（推奨：Class I, LOE：A）．	● ループ利尿薬，ACE阻害薬がすでに投与されているNYHA III以上の重症患者に対する投与（推奨：Class I, LOE：A）

（つづく）

付録．心不全のケアと管理に役立つ資料例

（つづき）

	ESC 2012ガイドライン	ACCF/AHA 2013 ガイドライン	JCS 2010ガイドライン
ジゴキシン	● 洞調律でEF≦45％かつACE阻害薬（もしくはARB）とMRAで治療されβ遮断薬に忍容性がないHF患者，もしくはEF≦45％でACE阻害薬（もしくはARB）とMRA，β遮断薬で治療されてもなおNYHA Ⅱ～ⅣのHF患者（推奨：Class Ⅱb, LOE：B）	● 禁忌がないEF≦40％の患者	● 洞調律の患者に対する投与（血中濃度0.8 ng/mL以下で維持）（推奨：Class Ⅱa, LOE：B）
その他	● ω-3系PUFA：ACE阻害薬（もしくはARB）とMRA，β遮断薬で治療されたHF患者（推奨：Class Ⅱb, LOE：B）		

LOE：エビデンスレベル．

5　うっ血スコア

役立つシチュエーション：退院前などのうっ血の評価の具体的手段として．

項目	スコア				
	−1	0	1	2	3
ベッドサイド評価					
起坐呼吸*		なし	軽度	中等度	重度
内頸静脈怒張(cm)		＜8 cmかつhepatojugular refluxなし	8～10 cmもしくはhepatojugular refluxあり	11～15 cm	＞16 cm
肝腫大	JVPが正常でかつ触れない	触れない	肝辺縁を触れる	中等度の拍動性のある腫大	中線を越える柔らかい腫大
浮腫		なし	1＋	2＋	3＋/4＋
血液検査					
BNP		＜100	100～299	300～500	＞500
NTpro-BNP		＜400	400～1,500	1,500～3,000	＞3,000
手技による刺激に対する反応					
起立性テスト	有意な収集期血圧の低下や心拍数の上昇あり	有意な収集期血圧の低下や心拍数の上昇なし			
6分間歩行試験	＞400 m	300～400 m	200～300 m	100～200 m	＜100 m
Valsalva手技に対する血圧反応		正常	overshootなし	square wave pattern（手技中の血圧低下なし）	

［うっ血のGrade］0点：なし，1～7点：軽度，8～14点：中等度，15～20：重度．浮腫については，その他の原因によるものは含めない．

*起坐呼吸をしていない：なし，枕1つ使用：軽度，枕を2つ以上使用：中等度，肘掛けいすに坐位で寝る：重度

（Gheorghiade M et al：Eur J Heart Fail 12：423, 2010, Table3より改変）

6　欧州心不全セルフケア行動尺度（日本語版）Ver.2

役立つシチュエーション：退院前や在宅管理中の看護師，医師による患者教育のために．

　この尺度は心不全の方のセルフケアに関するものです．各項目についてご自身に最もあてはまると思う番号に〇をつけて回答してください．各項目の答えは，両端が「まったくそのとおりである(1)」から「まったくあてはまらない(5)」の5段階の選択肢からなっていることに注意してください．項目によりはっきりと答えにくい場合でも，ご自身に最も近いと思う番号に〇をつけて下さい．

	まったくそのとおりである				まったくあてはまらない
1. 毎日体重を測っている	1	2	3	4	5
2. 息切れがしたときには，少し休む	1	2	3	4	5
3. 息切れがひどくなったときには，病院または医師や看護師に連絡する	1	2	3	4	5
4. 足がいつもよりむくんだときには，病院または医師や看護師に連絡する	1	2	3	4	5
5. 1週間で体重が約2kg増えたときには，病院または医師や看護師に連絡する	1	2	3	4	5
6. 水分量を制限している（1日あたり1.0～1.5Lを超えないように）	1	2	3	4	5
7. 日中のどこかで，休むようにしている	1	2	3	4	5
8. 倦怠感が増したときには，病院または医師や看護師に連絡する	1	2	3	4	5
9. 塩分の少ない食事を摂っている	1	2	3	4	5
10. 指示どおりに薬を飲んでいる	1	2	3	4	5
11. 毎年，インフルエンザの予防接種を受けている	1	2	3	4	5
12. 定期的に身体を動かしている	1	2	3	4	5

（Kato N et al：Eur J Cardiovasc Nurs 7：284, 2008 より）

索引

和文

あ
アゾセミド　128
アドバンス・ケア・プランニング（ACP）　45, 86
アドヒアランスエイド　21
アルコール　60
アルデストロン拮抗薬　131
アンジオテンシンⅡ受容体拮抗薬（ARB）　130
アンジオテンシン変換酵素（ACE）阻害薬　19, 129

い
医師　6
意思決定支援　88
遺伝子検査　126
医療ソーシャルワーカー（MSW）　62
イルベサルタン　130

う
右心カテーテル検査　122
右心不全症状　58
うっ血スコア　158
うつ病（抑うつ状態）自己評価尺度（CES-D）　75
運動負荷試験　124
運動療法　31, 139

え
栄養士　24
栄養療法　146
エナラプリルマレイン酸塩　129
エプレレノン　131
遠隔モニタリングシステム（RMS）　143
エンド・オブ・ライフ・ケア　83
塩分　60

お
欧州心不全セルフケア行動尺度（日本語版）Ver.2　159
応用行動分析　77

か
介護保険制度　62
外来点滴　67
拡張型心筋症（DCM）　138
家族へのサポート　60
カヘキシー　146
カルベジロール　131
簡易栄養状態評価表（MNA®-SF）　24
肝頸静脈逆流　111
看護師　6, 13
感染予防　60
カンデサルタンシレキセチル　130
管理栄養士　7
緩和ケア　83

き
居宅介護サービス　62
記録日誌　15
緊急時対応　59

け
頸静脈怒張　109
倦怠感　92

こ
高強度インターバルトレーニング　140
交代脈　111
呼吸筋トレーニング　142
呼吸困難　90
コミュニケーション　5

さ
サイアザイド系利尿薬　128
在宅医療　45
在宅管理　52
在宅への移行期　16

161

再入院　2, 13, 35, 52
左室拡張末期圧（LVEDP）　107
左室収縮能（LVEF）　105
左心不全症状　58

し

視覚的評価スケール（VAS）　89
ジギタリス中毒　132
ジゴキシン　132
支持療法　92
事前指示書　45, 86
疾患特異的遺伝子　126
疾病管理プログラム　13, 49
社会資源　61
住宅環境　60
終末期　47
　——ケア　83
情報収集　35
食事　60
食欲不振　24
自律訓練法　77
心エコー図　117
心筋傷害マーカー　115
心筋生検　126
神経筋電気刺激療法（NMES）　141
神経体液性因子　108
人口推移　39
心臓移植　149
心臓再同期療法（CRT）　143
心臓リハビリテーション　29, 139
心肺運動負荷試験（CPX）　31
心不全
　——，疫学　102
　——，症状　109
　——，診断　113
　——，病態生理　107
　——，分類　105
心不全カンファレンス　4, 16, 47
心不全質問票　124
心不全入院指導シート　15
心理アセスメント　74
心理カウンセリング　77
心理検査　74
心理的症状　71

す

水分　28, 60
スピロノラクトン　128, 131

せ

精神面のサポート　16, 60
セルフケア　53, 54, 57, 59
セルフモニタリングシート　22

そ

ソーシャルワーカー　7, 45

た

退院時チェックリスト　20
退院指導　35
多職種カンファレンス　8
多職種少機関連携　42
多職種チーム　2
多職種連携　55
単純X線写真　117
男女別有配偶率　43

ち

地域ネットワーク　39
チーム医療　2

て

ティーチバック　21
デスカンファレンス　92, 95
電話フォローアップ　16

と

疼痛　91
ドブタミン塩酸塩　10, 68
トラセミド　128
トルバプタン　128

な

ナトリウム利尿ペプチド　68

に

24時間電話コール　45
入院長期化症例　8

入院日数　13
入浴　60
認知行動療法　77

の
ノンアドヒアランス　21

は
バイオマーカー　113
バイタルサイン　109
ハートノート　15
バルサルタン　130

ひ
非侵襲的陽圧換気療法(NPPV)　134
ビソプロロール　131
病院不安・抑うつ尺度(HADS)　75

ふ
ファーマシューティカルケア　19
不安　71
フィジカルアセスメント　54
服薬アドヒアランス　59
服薬率　22
不応性心不全　83
フロセミド　10, 128

へ
ペースメーカー　143
β遮断薬　19, 131
ベック抑うつ尺度(BDI-Ⅱ)　75
ペリンドプリルエルブミン　129
便秘　60

ほ
訪問看護　52, 57, 63
訪問看護指示書　63
補助人工心臓(VAD)　138, 149

ま
慢性心不全患者数　39

め
メトプロロール　131

や
薬剤師　6, 19
薬物療法　128
薬-薬連携　22

ゆ
有酸素運動　140

よ
抑うつ　72, 78

り
理学療法士　7, 29
理性感情行動療法(REBT)　77
利尿薬　128
リビングウィル調査票　45
両室ペーシング機能付き植込み型除細動器　136
臨床心理士　7

る
ループ利尿薬　128

れ
レジスタンストレーニング　141

ろ
老老介護　42
6分間歩行試験　125

わ
和温療法　151

索 引

欧 文

A
ACE阻害薬　129
adaptive servo ventilation(ASV)　134
advance care planning(ACP)　45, 86
anxiety management training(AMT)　78
applied behavior analysis　77
ARB　130
ask-tell-askアプローチ　88
ATTENDレジストリ　102

B
Beck Depression Inventory-Second Edition（BDI-Ⅱ）　75
Borg指数　33
brain natriuretic peptide(BNP)　115

C
cardiac resynchronization therapy(CRT)　143
cardiac resynchronization therapy defibrillator(CRT-D)　136
cardiopulmonary exercise test(CPX)　31
Center for Epidemiologic Studies Depression（CES-D）Scale　75
CHART-2レジストリ　104
cognitive behavior therapy　77
Controlling Nutritional Status(CONUT)スコア　146
CT　119

D
dilated cardiomyopathy(DCM)　138
dual energy X-ray absorptiometry (DEXA)　146

E
ESC心不全疾患マネジメントプログラム　154

F
Forrester分類　123
Frank-Starling(F-S)曲線　123

H
heart failure with reduced ejection fraction（HFrEF）　19, 105
heart failure with preserved ejection fraction（HFpEF）　105
hospital anxiety and depression scale（HADS）　75

I
information and communication technology（ICT）　48

L
left ventricular diastolic function（LVEF）　105
left ventricular end-diastolic pressure（LVEDP）　107

M
medical social worker(MSW)　62
Mini Nutrition Assessment®-Short Form（MNA®-SF）　24
Minnesota Living with Heart Failure(MLHF) questionnaire　89
MRI　119
multidisciplinary team　2

N
neuro muscular electro stimulation（NMES）　141
noninvasive positive pressure ventilation（NPPV）　134
NT-proBNP　115

O
obesity paradox　146

P
Patient Health Questionnaire(PHQ)-9　75
PDE(phosphodiesterase)阻害薬　68
PET　119

R

rational emotive behavior therapy(REBT) 77
refractory heart failure 83
remote monitoring system(RMS) 143

S

shared decision making(SDM) 88

SPECT 119
Support Team Assessment Schedule 日本語版（STAS-J） 95
Swan-Ganz カテーテル検査 122

V

ventricular assist device(VAD) 138, 149
Visual Analogue Scale(VAS) 89

慢性心不全のあたらしいケアと管理
　――チーム医療・地域連携・在宅管理・終末期ケアの実践

2015年11月5日　発行　　編集者　百村伸一，鈴木　誠
　　　　　　　　　　　　発行者　小立鉦彦
　　　　　　　　　　　　発行所　株式会社　南江堂
　　　　　　　　　　　　〒113-8410　東京都文京区本郷三丁目42番6号
　　　　　　　　　　　　☎(出版)03-3811-7236　(営業)03-3811-7239
　　　　　　　　　　　　ホームページ　http://www.nankodo.co.jp/
　　　　　　　　　　　　　　　印刷・製本　公和図書

The New Care and Management of Chronic Heart Failure
© Nankodo Co., Ltd., 2015

定価は表紙に表示してあります．　　　　　　　　　　　Printed and Bound in Japan
落丁・乱丁の場合はお取り替えいたします．　　　　　　　ISBN978-4-524-26178-9

本書の無断複写を禁じます．
JCOPY 〈(社)出版者著作権管理機構　委託出版物〉

本書の無断複写は，著作権法上での例外を除き，禁じられています．複写される場合は，そのつど事前に，(社)出版者著作権管理機構(TEL 03-3513-6969，FAX 03-3513-6979，e-mail: info@jcopy.or.jp)の許諾を得てください．

本書をスキャン，デジタルデータ化するなどの複製を無許諾で行う行為は，著作権法上での限られた例外(「私的使用のための複製」など)を除き禁じられています．大学，病院，企業などにおいて，内部的に業務上使用する目的で上記の行為を行うことは私的使用には該当せず違法です．また私的使用のためであっても，代行業者等の第三者に依頼して上記の行為を行うことは違法です．

〈関連図書のご案内〉　　　　　*詳細は弊社ホームページをご覧下さい《www.nankodo.co.jp》

総合診療力を磨く「40」の症候・症例カンファレンス 臨床推論の達人を目指せ!
百村伸一 監　　　　　　　　　　　　　　　　A5判・280頁　定価(本体3,800円+税)　2014.4.

チームで取り組む 心臓デバイス植込み患者のケアとマネジメント 遠隔モニタリングの活用から一般管理まで
鈴木 誠 編著　　　　　　　　　　　　　　　B5判・144頁　定価(本体3,000円+税)　2012.9.

循環器疾患最新の治療2014-2015 オンラインアクセス権付 (隔年刊)
堀 正二・永井良三 編　　　　　　　　　　　B5判・538頁　定価(本体10,000円+税)　2014.2.

循環器内科ゴールデンハンドブック (改訂第3版)
半田俊之介・伊苅裕二 監　　　　　　　　　新書判・602頁　定価(本体4,800円+税)　2013.3.

むかしの頭で診ていませんか? 循環器診療をスッキリまとめました
村川裕二 編　　　　　　　　　　　　　　　A5判・248頁　定価(本体3,800円+税)　2015.8.

変貌する心不全診療
伊藤 浩 編　　　　　　　　　　　　　　　B5判・310頁　定価(本体7,200円+税)　2013.3.

実はすごい!ACE阻害薬 エキスパートからのアドバイス50
伊藤 浩 編　　　　　　　　　　　　　　　A5判・264頁　定価(本体3,800円+税)　2015.7.

β遮断薬を臨床で活かす! エキスパートからのキーメッセージ50
伊藤 浩 編　　　　　　　　　　　　　　　B5判・182頁　定価(本体3,200円+税)　2013.12.

心臓デバイス植込み手技
石川利之・中島 博 編　　　　　　　　　　B5判・166頁　定価(本体7,000円+税)　2011.3.

看護師・検査技師・研修医のための ペースメーカー心電図が好きになる! (改訂第2版)
山下武志・葉山恵津子 著　　　　　　　　　A5判・164頁　定価(本体2,500円+税)　2014.10.

心臓病の治療と看護
百村伸一 編　　　　　　　　　　　　　　　B5判・314頁　定価(本体3,500円+税)　2006.10.